HABILIDADES de **COMUNICAÇÃO CLÍNICA** para **MEDICINA**

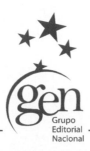

O GEN | Grupo Editorial Nacional – maior plataforma editorial brasileira no segmento científico, técnico e profissional – publica conteúdos nas áreas de ciências da saúde, exatas, humanas, jurídicas e sociais aplicadas, além de prover serviços direcionados à educação continuada e à preparação para concursos.

As editoras que integram o GEN, das mais respeitadas no mercado editorial, construíram catálogos inigualáveis, com obras decisivas para a formação acadêmica e o aperfeiçoamento de várias gerações de profissionais e estudantes, tendo se tornado sinônimo de qualidade e seriedade.

A missão do GEN e dos núcleos de conteúdo que o compõem é prover a melhor informação científica e distribuí-la de maneira flexível e conveniente, a preços justos, gerando benefícios e servindo a autores, docentes, livreiros, funcionários, colaboradores e acionistas.

Nosso comportamento ético incondicional e nossa responsabilidade social e ambiental são reforçados pela natureza educacional de nossa atividade e dão sustentabilidade ao crescimento contínuo e à rentabilidade do grupo.

HABILIDADES de COMUNICAÇÃO CLÍNICA para MEDICINA

4ª EDIÇÃO

Professor Margaret Lloyd MD FRCP FRCGP
Emeritus Professor of Primary Care and Medical Education,
UCL Medical School, University College London

Professor Robert Bor MA (Clin Psych) DPhil CPsychol CSci FBPsS FRAeS UKCP Reg EuroPsy
Consultant Clinical Psychologist, Royal Free Hospital, and Organisational Consultant, London

Dr Lorraine Noble BSc MPhil PhD Dip Clin Psychol AFBPsS
Senior Lecturer, UCL Medical School, University College London

Contribuições de

Zack Eleftheriadou MA MSc CPsychol CSci FBPsS (BPS/HCPC Reg) Dip IMH Dip NCFED
Integrative, Psychoanalytic & Child Psychotherapist (UKCP Reg),
Noema Psychology & Psychotherapy, London

Revisão Técnica e Tradução

Patricia Zen Tempski
Livre-Docente em Educação na Saúde pela Faculdade de Medicina da Universidade de São Paulo (FMUSP)
Doutora em Ciências pela FMUSP
Coordenadora de Ensino e Pesquisa do Centro de Desenvolvimento da Educação Médica da FMUSP
Secretária Executiva do Sistema de Acreditação de Escolas Médicas ABEM-CFM

Renata Tempski Fiedler
Médica Veterinária pela Universidade de São Paulo (USP)
Tradutora de textos científicos na área da Saúde com proficiência pelo Test of English as a Foreign Language

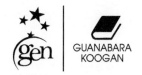

- Os autores deste livro e a editora empenharam seus melhores esforços para assegurar que as informações e os procedimentos apresentados no texto estejam em acordo com os padrões aceitos à época da publicação, *e todos os dados foram atualizados pelos autores até a data do fechamento do livro*. Entretanto, tendo em conta a evolução das ciências, as atualizações legislativas, as mudanças regulamentares governamentais e o constante fluxo de novas informações sobre os temas que constam do livro, recomendamos enfaticamente que os leitores consultem sempre outras fontes fidedignas, de modo a se certificarem de que as informações contidas no texto estão corretas e de que não houve alterações nas recomendações ou na legislação regulamentadora.

- Data do fechamento do livro: 19/02/2021

- Os autores e a editora se empenharam para citar adequadamente e dar o devido crédito a todos os detentores de direitos autorais de qualquer material utilizado neste livro, dispondo-se a possíveis acertos posteriores caso, inadvertida e involuntariamente, a identificação de algum deles tenha sido omitida.

- Atendimento ao cliente: (11) 5080-0751 | faleconosco@grupogen.com.br

- Traduzido de:
  CLINICAL COMMUNICATION SKILLS FOR MEDICINE, 4th EDITION
  Copyright © 2019 by Elsevier Limited. All rights reserved.
  First edition 1996; Second edition 2004; Third edition 2009; Fourth edition 2019.
  The rights of Margaret Lloyd, Robert Bor and Lorraine Noble to be identified as authors of this work have been asserted by them in accordance with the Copyright, Designs and Patents Act 1988.
  This edition of *Clinical Communication Skills for Medicine, 4th Edition*, by Margaret Lloyd, Robert Bor and Lorraine Noble is published by arrangement with Elsevier Inc.
  ISBN: 978-0-7020-7213-0
  Esta edição de *Clinical Communication Skills for Medicine, 4ª edição*, de Margaret Lloyd, Robert Bor e Lorraine Noble, é publicada por acordo com a Elsevier Inc.

- Direitos exclusivos para a língua portuguesa
  Copyright © 2021 by
  GEN | Grupo Editorial Nacional S.A.
  Publicado pelo selo Editora Guanabara Koogan Ltda.
  Travessa do Ouvidor, 11
  Rio de Janeiro – RJ – 20040-040
  www.grupogen.com.br

- Reservados todos os direitos. É proibida a duplicação ou reprodução deste volume, no todo ou em parte, em quaisquer formas ou por quaisquer meios (eletrônico, mecânico, gravação, fotocópia, distribuição pela Internet ou outros), sem permissão, por escrito, do GEN | Grupo Editorial Nacional Participações S/A.

- Adaptação de Capa: Vinicius Dias
- Editoração eletrônica: Thomson Digital

Nota

Este livro foi produzido pelo GEN | Grupo Editorial Nacional, sob sua exclusiva responsabilidade. Profissionais da área da Saúde devem fundamentar-se em sua própria experiência e em seu conhecimento para avaliar quaisquer informações, métodos, substâncias ou experimentos descritos nesta publicação antes de empregá-los. O rápido avanço nas Ciências da Saúde requer que diagnósticos e posologias de fármacos, em especial, sejam confirmados em outras fontes confiáveis. Para todos os efeitos legais, a Elsevier, os autores, os editores ou colaboradores relacionados a esta obra não podem ser responsabilizados por qualquer dano ou prejuízo causado a pessoas físicas ou jurídicas em decorrência de produtos, recomendações, instruções ou aplicações de métodos, procedimentos ou ideias contidos neste livro.

CIP-BRASIL. CATALOGAÇÃO NA PUBLICAÇÃO
SINDICATO NACIONAL DOS EDITORES DE LIVROS, RJ

L773h
4. ed.

Lloyd, Margareth
  Habilidades de comunicação clínica para medicina / Margareth Lloyd, Robert Bor, Lorraine Noble ; contribuição Zack Eleftheriadou ; tradução Patricia Zen Tempski, Renata Tempski Fiedler. - 4. ed. - Rio de Janeiro : GEN | Grupo Editorial Nacional S.A. Publicado pelo selo Editora Guanabara Koogan Ltda., 2021.

Tradução de: Clinical communication skills for medicine
Inclui bibliografia e índice
ISBN 978-85-9515-013-3

1. Comunicação na medicina. 2. Pessoal da área médica e paciente. 3. Comunicação - Aspectos psicológicos. I. Bor, Robert. II. Noble, Lorraine. III. Tempski, Patricia Zen. IV. Fiedler, Renata Tempski. V. Título.

19-60083   CDD: 610.696014
                 CDU: 614.253.8

Meri Gleice Rodrigues de Souza - Bibliotecária CRB-7/6439

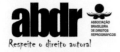

Prefácio à quarta edição

Quando a 1ª edição deste livro foi publicada, em 1996, havia sólidas evidências de que a comunicação entre médicos e pacientes precisava ser drasticamente melhorada. As pessoas que recebiam cuidados de saúde relataram que os médicos frequentemente usavam uma linguagem que elas não conseguiam compreender; que não ouviam; e davam más notícias sem compaixão ou não conseguiam transmiti-las de modo apropriado. Para abordar essas queixas, foi introduzido um treinamento apropriado nos níveis de graduação e pós-graduação, e a avaliação observada da comunicação tornou-se prática-padrão em avaliações com foco em resultado, mas as expectativas dos que prestavam assistência médica e dos que a recebiam continuavam sendo diferentes. O acesso à informação sobre cuidados de saúde permaneceu variável, e o NHS Choices, um popular *site* do Reino Unido que fornece informações aos pacientes, ainda estava com uma década de atraso.

No entanto, o princípio da tomada de decisão compartilhada tornou-se a norma, e a *Equity and Excellence: Liberating the NHS*, publicada em 2010, foi construída em torno de um preceito – "nenhuma decisão sobre mim sem meu consentimento". O direito dos pacientes a serem tratados com respeito, dignidade e sensibilidade e seu direito de tomar decisões sobre seus próprios cuidados, desde então, incorporaram-se aos valores dos serviços de saúde. Estes são ecoados pelos requisitos profissionais que os médicos devem cumprir, os quais estão definidos, por exemplo, no *Duties of a Doctor*, UK General Medical Council's *Good Medical Practice*.

Atingir essas metas requer: habilidade em coletar e compartilhar informações em diversos cenários e para uma variedade de propósitos; habilidade em responder de forma eficaz e sensível em situações desafiadoras; e habilidade em apoiar pessoas para que elas possam tomar decisões adequadas sobre os cuidados de sua saúde. Sabemos que essas habilidades podem ser aprendidas e requerem prática e reflexão. Também apreciamos que a comunicação eficaz com as pessoas que recebem cuidados de saúde e aqueles próximos a eles vá além de nossas habilidades sociais diárias e das personalidades gentis dos candidatos a residentes em Medicina. Comunicar-se bem na prática clínica envolve aprendizagem ao longo da vida.

Este livro é um guia prático para desenvolver um conjunto de técnicas que serão valiosas para os profissionais de saúde ao longo de suas carreiras. A ordem dos capítulos reflete esse desenvolvimento, progredindo das competências essenciais até as habilidades que um médico precisará para responder de forma eficaz e compassiva em situações desafiadoras, incluindo a má notícia e a revelação de erros médicos. Também há seções que enfatizam os aspectos específicos da comunicação com pessoas de diferentes idades (como crianças e idosos) e quando há barreiras à comunicação (como o médico e o paciente que não falam a mesma língua). O texto inclui exemplos de casos e orientações que incentivam o leitor a refletir.

Esperamos que esta 4ª edição continue a funcionar como um roteiro para orientar os leitores à medida que adquirem as ferramentas de comunicação eficazes e poderosas que os guiarão ao longo de sua prática médica.

Margaret Lloyd
Robert Bor
Lorraine M. Noble
Junho de 2017

Academia de Medicina
GUANABARA KOOGAN
www.academiademedicina.com.br

Atualize-se com o melhor conteúdo da área.

Conheça a Academia de Medicina Guanabara Koogan, portal online, que oferece conteúdo científico exclusivo, elaborado pelo GEN | Grupo Editorial Nacional, com a colaboração de renomados médicos do Brasil.

O portal conta com material diversificado, incluindo artigos, *podcasts*, vídeos e aulas, gravadas e ao vivo (*webinar*), tudo pensado com o objetivo de contribuir para a atualização profissional de médicos nas suas respectivas áreas de atuação.

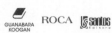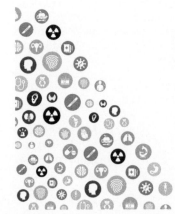

Sumário

1. Introdução — 1
Margaret Lloyd, Robert Bor, Lorraine Noble

2. Habilidades Essenciais na Comunicação Clínica — 9
Margaret Lloyd, Robert Bor, Lorraine Noble

3. Como Reunir Informações — 27
Margaret Lloyd, Robert Bor, Lorraine Noble

4. Como Discutir Assuntos Delicados — 49
Robert Bor, Margaret Lloyd, Lorraine Noble

5. Como Compartilhar Informações — 60
Lorraine Noble, Marget Lloyd, Robert Bor

6. Como Compartilhar o Processo de Decisão — 71
Lorraine Noble

7. Como Transmitir Más Notícias — 86
Robert Bor, Margaret Lloyd, Lorraine Noble

8. Comunicação com a Família do Paciente — 102
Robert Bor, Margaret Lloyd, Lorraine Noble

9. Comunicação com Crianças e Jovens — 111
Zack Eleftheriadou, Lorraine Noble, Robert Bor

10. Comunicação com Pacientes de Diferentes Culturas — 126
Zack Eleftheriadou, Lorraine Noble

11. Diversidade e Comunicação — 142
Lorraine Noble

12. Comunicação sobre Erros Médicos — 153
Margaret Lloyd, Robert Bor, Lorraine Noble

Índice Alfabético — 165

Introdução
Margaret Lloyd, Robert Bor, Lorraine Noble

> "Comunicação efetiva encontra-se no coração do bom cuidado ao paciente."[1]
>
> "A comunicação tem um impacto importante na experiência que você tem como paciente. Comunicação pobre pode causar estresse psicológico duradouro. Boa comunicação pode ter grandes benefícios; para além do simples compartilhamento mecânico de informação, pode melhorar os resultados do tratamento. O aprendizado da comunicação na Medicina é uma jornada para a vida toda e que nunca se acaba."[2]

O objetivo deste livro é ajudar você a desenvolver suas habilidades na comunicação efetiva e sensível com seus pacientes, pessoas próximas a eles e seus colegas. A importância da boa comunicação entre pessoas recebendo cuidados e aqueles provendo esse cuidado não pode ser contestada. Comunicação efetiva é essencial a fim de:

- Reunir informações para estabelecer um diagnóstico
- Compartilhar informações sobre o problema de saúde e opções de tratamento
- Amparar a tomada de decisão
- Dar más notícias
- Trabalhar com colegas em diversos cenários e em uma variedade de situações difíceis.

Isso para citar apenas algumas demandas de comunicação que médicos têm ao exercer o seu papel profissional. Contudo, como veremos mais adiante, a percepção dos pacientes acerca do cuidado recebido algumas vezes fica aquém do ideal. Com os novos avanços científicos e tecnológicos na Medicina, é fácil ser varrido pela ciência e esquecer o antigo objetivo do médico: "Curar às vezes, aliviar frequentemente, confortar sempre."

O General Medical Council do Reino Unido tem enfatizado a importância da comunicação com pacientes nos deveres de um médico.[3,4]

"Você deve:

- Trabalhar em parceria com os pacientes
- Ouvir e responder a suas preocupações e preferências
- Fornecer aos pacientes a informação que eles querem ou precisam, de maneira que possam compreendê-la
- Respeitar o direito do paciente de tomar decisões com você sobre o tratamento e o cuidado
- Apoiar os pacientes a se cuidarem para melhorar e manter a sua saúde."

O que é a comunicação clínica?

Quando pensa sobre seu papel como médico, o que "comunicação" significa para você? Pense sobre:

- *Uma definição de comunicação*
- *Os métodos de comunicação*
- *O propósito da comunicação.*

Algumas coisas que você pode ter pensado estão demonstradas nas Figuras 1.1 e 1.2.

O *Oxford English Dictionary* diz que a palavra "comunicar" vem do latim "transmitir, compartilhar". Comunicação é a transmissão, troca ou intercâmbio de ideias e conhecimento. A *comunicação clínica* trata das interações que você tem com outras pessoas em seu papel como profissional da saúde, tanto com pacientes quanto a respeito do cuidado deles. Essas interações frequentemente são discussões face a face, mas também podem ocorrer por outros meios (telefônico, escrito, eletrônico); e podem se dar com pacientes e pessoas próximas a eles ou colegas. O conteúdo frequentemente envolve um intercâmbio de informações, mas pode também incluir discussões, pensamentos, opiniões, ideias e sentimentos. As situações podem ser cotidianas (como reunir informações sobre o problema de um paciente) ou difíceis (como dar más notícias), podem ser planejadas ou inesperadas, e podem envolver discussões breves ou mais extensas.

Portanto, em um dia típico, um médico poderia:

- Ter consultas face a face em um ambulatório clínico
- Ter conversas com pacientes e colegas durante as visitas
- Falar com a família do paciente por telefone
- Ter reuniões com colegas
- Estabelecer contatos com colegas em outros serviços de saúde e sociais
- Escrever anotações clínicas e cartas.

O que é "boa" comunicação?

Veremos isso em mais detalhes no próximo capítulo, mas é apropriado mencionar aqui um estudo realizado há vários anos pelo Dr. Peter Maguire e seus colegas em Manchester.[5] Pacientes que haviam interagido com estudantes de Medicina foram questionados sobre suas opiniões acerca da comunicação com os estudantes. Pacientes preferiam estudantes que:

- Eram calorosos e simpáticos
- Eram fáceis de se estabelecer uma conversa
- Apresentavam-se
- Pareciam autoconfiantes
- Escutavam aos pacientes e respondiam às suas pistas verbais
- Faziam perguntas que eram precisas e facilmente compreendidas pelo paciente
- Não se repetiam.

Isso também foi observado em outro estudo que identificou aspectos da comunicação médico-paciente considerados importantes pelos pacientes[6,7] (Tabela 1.1).

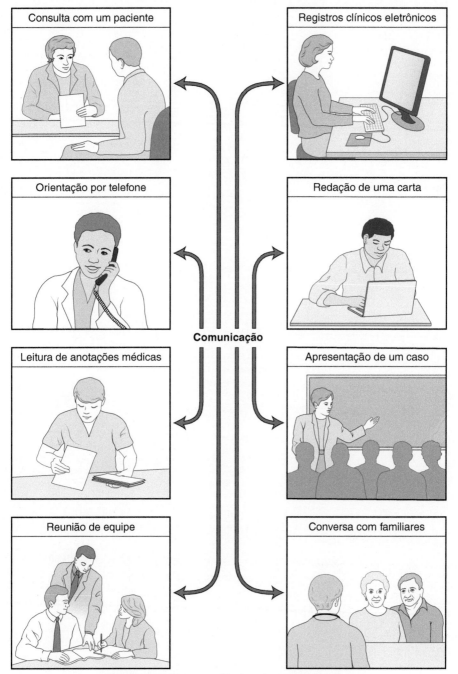

Figura 1.1 Alguns métodos de comunicação.

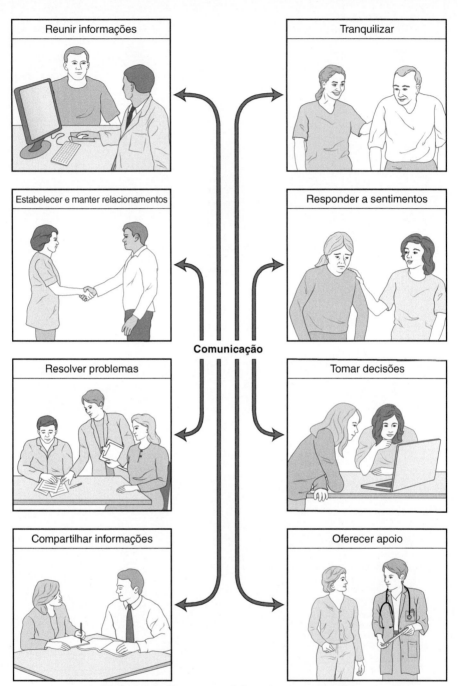

Figura 1.2 Alguns propósitos da comunicação.

Tabela 1.1 Aspectos da comunicação importantes para os pacientes.[6,7]

O médico:

- Cumprimentou-me de uma forma que me fez sentir confortável
- Tratou-me com respeito
- Demonstrou interesse pelas minhas ideias acerca da minha saúde
- Entendeu minhas principais preocupações quanto à minha saúde
- Prestou atenção em mim (olhou para mim, ouviu-me atentamente)
- Deixou-me falar sem interrupções
- Forneceu tanta informação quanto eu quis
- Falou com termos que pude entender
- Checou para garantir que eu havia entendido tudo
- Encorajou-me a fazer perguntas
- Envolveu-me nas decisões tanto quanto eu quis
- Discutiu os próximos passos, incluindo planos de acompanhamento
- Demonstrou atenção e preocupação
- Passou a quantidade certa de tempo comigo.

Por que a comunicação é importante?

A resposta curta é "para cuidar melhor do paciente". Há evidências consideráveis[8-11] para demonstrar que quando médicos se comunicam bem com pacientes:

1. Informações mais acuradas e compreensíveis são reunidas, contribuindo para um diagnóstico preciso.
2. Pacientes ficam satisfeitos com o cuidado e menos ansiosos.
3. Pacientes são mais capazes de entender, recordar e agir a respeito da informação.
4. Pacientes se tornam mais envolvidos na tomada de decisão sobre o seu cuidado e mais satisfeitos com elas.
5. Consultas são mais eficientes.
6. Resultados relativos à saúde são melhorados.

Com relação ao último ponto, há evidência de que a comunicação pode ter um efeito positivo sobre a condição física do paciente. Por exemplo, estudos demonstram que a qualidade da comunicação médico-paciente influencia parâmetros clínicos como pressão sanguínea, glicemia, controle de dor, resolução de sintomas e saúde mental.[8,9]

Infelizmente, não é difícil encontrar exemplos das consequências de comunicação médico-paciente deficiente. A maioria das queixas sobre os médicos se relaciona com a comunicação. O litígio é mais provável quando médicos se comunicam mal com pacientes.[12] Um estudo descobriu que mesmo o tom de voz pode ser usado para identificar cirurgiões que tinham mais probabilidade de serem processados por pacientes.[13]

Desenvolvimento de habilidades de comunicação clínica

A formação médica envolve a aquisição de conhecimentos e habilidades, um grande comprometimento com valores pessoais e profissionais e a habilidade de estabelecer e manter bons relacionamentos com pacientes e colegas.[4]

Até pouco tempo atrás, assumia-se que os estudantes eram capazes de desenvolver boas habilidades de comunicação clínica – por exemplo, conduzir consultas efetivas com pacientes – por uma espécie de "osmose", simplesmente observando médicos e imitando seus comportamentos. Havia uma suposição de que estudantes e médicos com boas habilidades sociais cotidianas não necessitavam de treinamento adicional. No entanto, uma grande quantidade de evidências contradiz essa suposição, visto que médicos elaboravam históricos incompletos dos seus pacientes, falhavam em estabelecer a razão pela qual o paciente tinha comparecido ao atendimento, proviam informações que os pacientes não conseguiam compreender, compartilhavam más notícias de maneira insensível e conectavam-se de forma não efetiva com colegas, resultando em erros e omissões no cuidado. Pesquisas com estudantes de Medicina também demonstraram uma deterioração na qualidade da comunicação com pacientes ao longo do treinamento médico, pois os estudantes se concentravam menos no paciente como pessoa e mais nos aspectos técnicos e práticos da intervenção médica.[14] Conforme se multiplicaram as evidências de que a qualidade da comunicação médico-paciente afeta os resultados do cuidado, escolas médicas, organizações profissionais e de pós-graduação responderam introduzindo em seus currículos treinamento formal e avaliação da comunicação clínica.

Qual é a evidência da efetividade do treinamento em comunicação clínica?

Na década de 1970, foram realizados diversos estudos com estudantes de Medicina no quarto ano[5] do curso, durante o estágio clínico. Quando estudantes interagiam com pacientes, uma série de problemas foi observada:

- Não obter toda informação necessária acerca do problema do paciente
- Esquecer de perguntar sobre o impacto do problema sobre o paciente ou sua família
- Falhar em perceber e responder a pistas ou sinais verbais e não verbais do paciente
- Parecer entediado durante a consulta.

Esses pesquisadores dividiram alguns de estudantes em um grupo-controle e um grupo que recebeu *feedback*. Os dois grupos foram gravados em vídeo enquanto conversavam com pacientes. O grupo com *feedback* assistia aos vídeos e discutia as consultas gravadas com um tutor, que os aconselhava por meio de um material impresso. Ambos os grupos foram novamente gravados enquanto falavam com pacientes.

Comparado ao grupo-controle, o grupo que recebeu *feedback*:

- Obteve três vezes mais informações relevantes e acuradas sobre o problema do paciente
- Recebeu notas mais altas dos pacientes quando avaliado.

Os grupos foram acompanhados anos depois, após a sua graduação.[15] Comparados com o grupo-controle, os médicos que receberam treinamento durante sua graduação foram:

- Mais empáticos e seguros de si ao conversar com pacientes
- Mais propensos a:
    - Perceber sugestões verbais sobre o problema do paciente
    - Obter informações precisas
    - Usar questões abertas
    - Evitar repetições desnecessárias durante a consulta.

Além disso, estudos subsequentes produziram fortes evidências de que o treinamento pode melhorar a qualidade da comunicação médico-paciente.[16-17]

Seu aprendizado

Este livro é projetado para complementar as experiências que você tem em seu curso de Medicina, incluindo ensino formal de comunicação clínica e oportunidades para praticar em cenários clínicos. O aprendizado de uma habilidade experiencial, como a comunicação clínica, pode ser embasado em um arcabouço teórico sintetizado em processo de quatro etapas:[18]

1. *Experiência concreta:* fazer algo/ter uma experiência, por exemplo, falar com um paciente para reunir informações.
2. *Observação reflexiva:* refletir sobre a experiência vivida, por exemplo, o que foi bom e o que gostaria de melhorar?
3. *Conceituação abstrata:* extrair pontos que podem ser aplicados a outras situações, por exemplo, quais habilidades e princípios foram aprendidos?
4. *Experimentação ativa:* experimentar o que foi aprendido, por exemplo, praticar formas alternativas de começar uma consulta.

Estudos demonstram que ter a oportunidade de praticar, seguida do recebimento de suporte e *feedback* construtivo, é uma forma efetiva de desenvolver comunicação clínica. Ter a oportunidade de assistir ou ouvir novamente às suas próprias consultas (p. ex., pela gravação com um paciente simulado) também pode ser uma ferramenta valiosa e esclarecedora para o aprendizado.

Aprender a comunicar-se bem com os seus pacientes, suas famílias e seus colegas ao longo de sua carreira é um aprendizado contínuo. Com média estimada de mais de 2.000 consultas por médico por ano,[19] as oportunidades de aprendizado são abundantes.

Como usar este livro

Este livro tem uma abordagem prática de tópicos comuns na comunicação clínica. Ao longo dele você irá encontrar os seguintes recursos que, esperamos, auxiliarão no seu aprendizado.

Perguntas
Têm como objetivo encorajar você a pausar a leitura para organizar seus pensamentos e refletir sobre suas experiências.

Exemplos de casos
Exemplos de situações e diálogos são fornecidos para ilustrar os tópicos.

Pontos-chave
Uma lista de pontos importantes é fornecida ao fim de cada capítulo.

Referências bibliográficas

1. Rubin P. Safe handover: safe patients. Guidance on clinical handover for clinicians and managers. London: British Medical Association Junior Doctors' Committee; 2015.
2. Granger K. Importance of communication to patient experience. Royal College of Surgeons blog, 29 May 2015. Accessed at https://www.rcseng.ac.uk/news-and-events/blog/importance-of-communication/.
3. General Medical, Council. Good medical practice. Manchester: General Medical Council; 2013.
4. General Medical Council. Outcomes for graduates (tomorrow's doctors). Manchester: General Medical Council; 2015.
5. Maguire P, Fairbairn S, Fletcher C. Consultation skills of young doctors: benefits of undergraduate feedback training in interviewing. In: Stewart M, Roter D, editors. Communicating with medical patients. California: Sage Publications; 1989.
6. Makoul G, Krupat E, Chang CH. Measuring patient views of physician communication skills: development and testing of the Communication Assessment Tool. Patient Educ Couns 2007;67:333-342.
7. Makoul G, van Dulmen S. What is effective doctor–patient communication? Review of the evidence. In: Brown J, Noble LM, Papageorgiou A, editors. Clinical communication in medicine. Chichester: John Wiley and Sons Ltd; 2016.
8. Stewart M. Effective physician-patient communication health outcomes a review. Can Med Assoc J 1995;152(9):1423-1433.
9. Kaplan SH, Greenfield S, Ware JE. Assessing the effects of physician–patient interactions on the outcomes of chronic disease. Med Care 1989;27:110-127.
10. Ley P. Communicating with patients: improving communication, satisfaction and compliance. New York: Croom Helm; 1988.
11. Silverman J, Kurtz S, Draper J. Skills for communicating with patients. 3rd ed Boca Raton: FL: CRC Press; 2013.
12. Levinson W, Roter DL, Mullooly JP, et al. Physician–patient communication: the relationship with malpractice claims among primary care physicians and surgeons. JAMA 1997;7:553-559.
13. Ambady N, LaPlante D, Nguyen T, et al. Surgeons' tone of voice: a clue to malpractice history. Surgery 2002;132(1):5-9.
14. Illingworth R. Patient-centredness. In: Brown J, Noble LM, Papageorgiou A, editors. Clinical communication in medicine. Chichester: John Wiley and Sons Ltd; 2016.
15. Maguire P, Fairbairn S, Fletcher C. Consultation skills of young doctors: I – Benefits of feedback training in interviewing as students persist. B Med J (Clin Res Ed) 1986;292(6535):1573-1576.
16. Aspergren K. Teaching and learning communication skills in medicine: a review with quality grading of articles. Med Teach 1999;21:563-570.
17. Hulsman RL, Ros WJ, Winnubst JA, et al. Teaching clinically experienced physicians communication skills A review of evaluation studies. Med Educ 1999;33(9):655-668.
18. Kolb DA. Experiential learning. Englewood Cliffs, NJ: Prentice Hall; 1984.
19. OECD. Consultations with doctors. In: Health at a glance 2015: OECD indicators. Paris: OECD Publishing; 2015.

Habilidades Essenciais na Comunicação Clínica   2

Margaret Lloyd, Robert Bor, Lorraine Noble

No Capítulo 1, vimos a importância da comunicação efetiva e sensível no cuidado à saúde. Neste capítulo, iremos examinar algumas habilidades essenciais com mais detalhes, mas primeiro precisamos pensar na relação médico-paciente e em como ela afeta a comunicação médico-paciente.

Relação médico-paciente

A relação médico-paciente se transformou ao longo dos séculos e continua a evoluir atualmente.[1-3] Estudos que observaram gravações de consultas médicas encontraram uma variedade de estilos de comunicação médico-paciente que refletiam a natureza da subjacente relação médico-paciente.[4-6] Por exemplo, os estilos de consulta apresentavam diferenças:

- No processo de consulta, por exemplo, como as perguntas são realizadas, o tempo de fala de cada participante durante a consulta
- No conteúdo da consulta, por exemplo, quais tópicos são discutidos, e qual a linguagem utilizada para descrever a enfermidade
- Nas expectativas sobre o papel do paciente e do médico, por exemplo, quem é responsável pela tomada de decisão, quem é percebido como tendo *expertise* (Tabela 2.1).

Na atualmente conhecida como "abordagem tradicional biomédica" à consulta, pensava-se que o foco principal do médico era interpretar os sintomas do paciente pela ótica da doença e da patologia. Utilizando essa abordagem, a perspectiva do paciente (incluindo suas preocupações e seu entendimento sobre a enfermidade) não era levada em consideração; não se esperava que pacientes se envolvessem na tomada de decisão sobre o seu próprio tratamento. No entanto, evidências demonstraram que vários dos problemas que levaram o paciente à consulta nunca

Tabela 2.1 Alguns exemplos de estilos de comunicação médico-paciente observados.

	Abordagem diretiva	**Abordagem aberta, facilitadora**
Processo	Médico fala a maior parte do tempo da conversa Predominantemente faz perguntas fechadas	Paciente é encorajado a falar Médico passa mais tempo ouvindo
Conteúdo	Foco em aspectos biomédicos e sintomas da doença	Considera como o paciente está percebendo a enfermidade e os objetivos do tratamento
Papéis do médico e do paciente	Médico como especialista, oferece conselhos que são aceitos pelo paciente	Paciente faz solicitações Médico fornece informação

foram discutidos e, em metade das consultas, pacientes e médicos não concordavam com o problema que necessitava de acompanhamento.[7,8]

Esses exemplos mostram duas abordagens distintas para a mesma consulta:

Exemplo de caso 2.1 Diferentes estilos de comunicação.

Fátima tem 52 anos e trabalha em um escritório. Ela tem apresentado tosse persistente e sibilos nos últimos 6 meses. Há 30 anos ela fuma um maço de cigarros por dia. Está tentando parar de fumar, mas encontra dificuldades. Ela tosse principalmente no trabalho e está preocupada que sua condição esteja piorando com o ar-condicionado do escritório. Ela tem medo de ter de abandonar o emprego, do qual ela depende para sustentar-se e aos seus três filhos.

Imagine que você é Fátima e está prestes a visitar um médico por quem nunca havia sido atendida.

Estilo de consulta número 1

Dr. Elias: *Qual parece ser o seu problema?*
Fátima: *Tenho tosse e acredito que está piorando. Tive que me afastar do trabalho por um tempo.*
Dr. Elias: *Há quanto tempo você tem essa tosse?*
Fátima: *Tenho essa tosse por 6 meses.*
Dr. Elias: *Tem algum outro sintoma?*
Fátima: *Tenho chiado também.*
Dr. Elias: *Você fuma?*
Fátima: *Sim, eu fumava um maço por dia, mas venho tentando parar. Tenho diminuído.*
Dr. Elias: *Seus sintomas provavelmente estão relacionados com o tabagismo. Aconselho fortemente que a senhora pare de fumar. Aqui está a requisição, vou providenciar para que a senhora faça uma radiografia de tórax e alguns outros exames.*

Estilo de consulta número 2

Dr. Elias: *A senhora poderia me contar o que a trouxe aqui hoje?*
Fátima: *Tive tosse, por mais ou menos 6 meses, e também tenho tido chiados. Pensei que era por conta do tabagismo e passei a diminuir, mas a tosse não está melhorando e tive de tirar um tempo de folga no trabalho.*
Dr. Elias: *Tem alguma outra coisa que a senhora gostaria de me contar?*
Fátima: *Acho que o ar-condicionado do meu trabalho pode estar piorando a minha condição. Tenho tirado muita licença no trabalho recentemente e não quero perder meu emprego.*
Dr. Elias: *O que a senhora espera que eu possa fazer para ajudá-la hoje?*
Fátima: *Bom, eu gostaria de alguma ajuda para parar de fumar completamente e qualquer coisa que possa ajudar com a tosse.*

Houve alguma diferença entre as duas consultas em: (1) você sentiu que estava sendo ouvido? (2) você sentiu que estava trabalhando em parceria com o médico?

Comunicação centrada no paciente

"Centrada no paciente" é definida como:

"Prover cuidado respeitoso e responsivo aos valores, preferências e necessidades do paciente, assegurando que os valores do paciente orientem todas as decisões clínicas."[9]

O objetivo da comunicação centrada no paciente é auxiliar médicos a prover cuidado que:[10]

- Seja concordante com os valores, necessidades e preferências da pessoa
- Permita que a pessoa participe ativamente das decisões a respeito da sua saúde e do cuidado.

Evidências demonstram que pessoas mais envolvidas em discussões sobre sua saúde e o processo de tomada de decisão sobre tratamento são mais satisfeitas com o seu cuidado, mais capazes de seguir adequadamente o plano de tratamento, menos inclinadas a se arrependerem das decisões tomadas e alcançam melhores resultados.[11-12]

Características-chave para uma consulta centrada no paciente:

- Explorar a experiência da pessoa com a enfermidade
- Elucidar os objetivos e expectativas da pessoa com o cuidado
- Trabalhar em parceria para definir problemas a serem abordados e o plano de ação.

Elementos de uma consulta que podem facilitar isso:

- Ajudar o paciente a se sentir tranquilo desde o início
- Usar perguntas abertas
- Ouvir ativamente
- Perceber e responder pistas verbais e não verbais
- Uma abordagem empática.

Comunicação centrada no paciente em diferentes situações será discutida com mais detalhes ao longo deste livro. Este capítulo considerará as habilidades de comunicação fundamentais que formam a base de uma abordagem centrada no paciente. Mas, inicialmente, iremos considerar alguns outros fatores que afetam a comunicação em cenários de prática.

Fatores que afetam a comunicação em cenários de prática

Imagine que você tem más notícias para compartilhar com alguém que você conhece (p. ex., precisa explicar que um familiar tem uma doença grave). Pense sobre os fatores que:

- *Ajudariam você a compartilhar essa informação*
- *Tornariam mais difícil compartilhar essa informação.*

Inicialmente, o cenário (*setting*) ou situação (contexto) são claramente importantes – é improvável que você queira ter essa conversa em um corredor ou local público, onde pode ser interrompido ou ouvido por outras pessoas. Em seguida, como você compartilha a informação irá depender da perspectiva da outra pessoa: o que ela já sabe, o quão importante é essa notícia para ela, como provavelmente ela irá reagir. De maneira similar, o compartilhamento de informações entre paciente e médico pode ser influenciado por fatores relacionados com o contexto da consulta, as perspectivas dos participantes e como os participantes respondem um ao outro.

As pessoas lidam com a enfermidade de formas diferentes, dependendo de suas circunstâncias individuais, experiências de vida, características sociais e culturais e expectativas sobre o cuidado. A maior parte das pessoas experimenta um grau de ansiedade e apreensão ao consultar um médico. Em particular, a internação hospitalar é uma experiência perturbadora para a maioria de nós. Fatores que contribuem para nossa ansiedade incluem o ambiente não familiar (estranho), perda do espaço pessoal, separação da família e dos amigos, perda de independência e privacidade, além da incerteza sobre o que está errado e no que o tratamento pode implicar.

Outros elementos que exercem influência:

- O que entendemos sobre o problema; por exemplo, qual a causa, se pode ser curado e seu impacto sobre nossa vida
- O tipo de problema; por exemplo, se é um problema pequeno, constrangedor ou algo que tememos
- Expectativas dos papéis do médico e paciente; por exemplo, o que cada participante antecipa sobre o outro.

Sua experiência pessoal em conversar com pessoas que pareçam diferentes de você (p. ex., muito mais velhas ou com origem diferente) ou na discussão de certos tópicos (p. ex., sexo, comportamento, medos das enfermidades) pode afetar o quão confortável você se sente. Cansaço, preocupação com outras coisas e o seu humor podem também afetar a sua comunicação com pacientes.

Ambiente da consulta

A maior parte das consultas ocorre em enfermarias clínicas ou cirúrgicas e ambulatórios; o cenário em si pode facilitar ou dificultar a comunicação. Por exemplo, o senso de privacidade: é improvável que um paciente em uma cama de hospital divulgue informações pessoais ou sensíveis sabendo que o paciente na cama ao lado pode ouvir cada palavra. Ruídos e interrupções são outros fatores: imagine que está tentando ter uma conversa séria com um amigo, e você é frequentemente interrompido por outras pessoas. O arranjo das cadeiras também afeta o clima da conversa. Em um consultório há frequentemente uma mesa e duas cadeiras (Figura 2.1).

No arranjo A, com o paciente e o médico face a face, com a mesa entre eles, é improvável que o paciente se sinta tranquilo ou facilite a discussão. A mesa é uma barreira, e a conversa pode parecer um interrogatório.

Os arranjos B e C são mais informais e oferecem maior flexibilidade a ambos os envolvidos; por exemplo, na distância entre os assentos. Assentos muito próximos podem levar a uma sensação de ameaça e muito distantes podem transmitir uma sensação de que o médico não está interessado no paciente. Essa distância pode ser alterada durante a consulta; por exemplo, o médico pode mover a cadeira para mais próximo do paciente para tranquilizá-lo.

Falar com um paciente que está em um leito hospitalar merece considerações especiais. Manter-se em pé próximo ao paciente no leito provavelmente irá aumentar a sensação de vulnerabilidade da pessoa, ao passo que sentar-se em sua cama poderá parecer intrusivo. Buscar uma cadeira para sentar-se próximo ao paciente pode transformar o contexto e tornar a conversa mais confortável. Estar ao nível dos olhos de seu interlocutor tem um efeito poderoso sobre o quão confortável a pessoa se sente na conversa.

Algumas reuniões entre médicos e pacientes ou familiares são espontâneas, ou por qualquer outra razão podem começar com os envolvidos em pé (p. ex., encontros no corredor ou fora de um boxe no pronto-socorro). Isso pode ser apropriado para uma atualização breve e factual sobre a condição do paciente, mas para qualquer conversa mais significativa (p. ex., explicação de um diagnóstico, elaboração de um plano de tratamento, compartilhamento de más notícias), deve-se encontrar um local silencioso para sentar e permitir aos envolvidos dar atenção total ao assunto, sem distrações. Isso é particularmente importante para conversas durante as quais decisões devem ser tomadas.

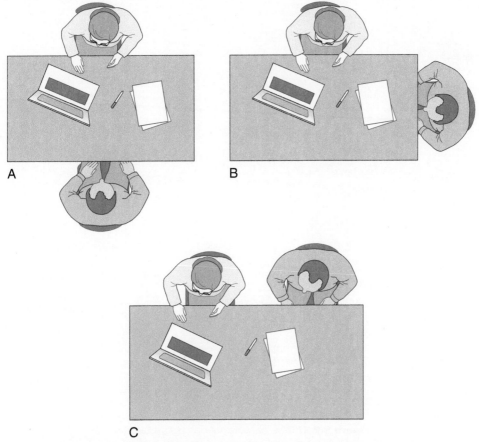

Figura 2.1 Alternativas de arranjos de cadeiras em uma consulta.

Por fim, considere dois outros elementos do ambiente: a presença de outras pessoas e a do computador (Figura 2.2).

Imagine uma situação na qual o médico tem resultados de um exame para compartilhar com um paciente. Esse paciente está bastante preocupado, uma vez que um parente com sintomas similares descobriu ter uma doença grave.

O que você pensa do efeito dos resultados sobre o paciente:

- Paciente em um leito na enfermaria, onde estão diversos membros da equipe em pé ao redor do leito, assim como o médico
- Paciente e médico estão sentados ao redor de uma mesa em um ambulatório, mas o médico olha mais para o computador do que para o paciente.

Considere novamente os arranjos da Figura 2.1. Em quais desses arranjos o paciente também pode observar a tela do computador? Se o médico está frequentemente olhando para a tela do computador e o paciente não consegue vê-la, qual efeito isso pode ter sobre ele?

O contexto, o cenário e a forma como iniciamos uma conversa podem ter um efeito profundo nos acontecimentos posteriores.

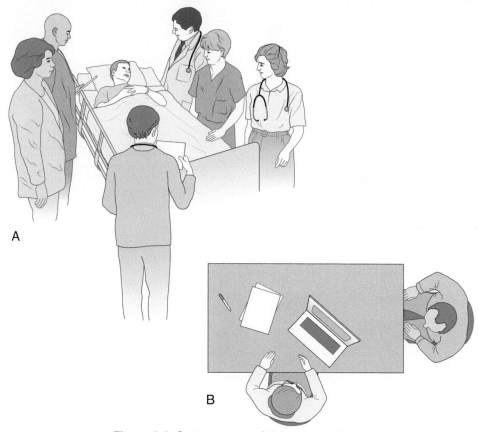

Figura 2.2 Outras características do ambiente.

Início da consulta

"Acolhimento no início de uma consulta se refere a estabelecer conexões humanas entre um ser humano que está sofrendo e vulnerável, e outro que deseja ajudá-lo. Eles iniciam um relacionamento terapêutico que pode instantaneamente construir confiança em meio a situações difíceis."[13]

Exemplo de caso 2.2   Insucesso inicial.

Francisca, auxiliar de vendas, com 31 anos, foi atendida no ambulatório do hospital da sua região. Aqui está a sua história.

Quando entrei, a sala era grande e vazia, e me senti perdida. Eu não sabia onde me sentar, o médico estava com a cabeça baixa e escrevendo, a enfermeira estava ao telefone e havia alguns estudantes de Medicina conversando entre si. Esperei, mas queria sair correndo pela porta. Após o que pareceram décadas, o médico me disse para me sentar e me perguntou o que estava errado. Eu não sabia o seu nome e não estava certa de que ele sabia o meu. Eu já vinha pensando sobre os meus problemas e sobre o que eu gostaria de dizer ao médico, mas esqueci tudo. Ele não parecia muito interessado de qualquer forma. Espero não precisar ir lá novamente.

Pensando em uma experiência prévia como paciente relembre:

- Como você se sentiu antes e durante a anamnese?
- Alguma coisa ajudou você a ficar mais tranquilo? Se sim, o quê?
- Alguma coisa o deixou mais nervoso? Se sim, o quê?
- O que poderia ter sido alterado para fazer você sentir-se mais confortável?

Ao descrever o que o ajudou a se sentir mais tranquilo, você pode ter incluído:

- Um cenário confortável
- Ter sido cumprimentado pelo nome, quem sabe com um aperto de mão e um sorriso
- Ter sido oferecido um assento
- Os entrevistadores se apresentarem e explicarem qual seria o plano para a entrevista
- Uma primeira pergunta fácil
- Os entrevistadores estabelecerem contato visual
- Os entrevistadores ouvirem o que você estava dizendo.

Um início insatisfatório pode mudar o rumo de uma consulta, como demonstrado no Exemplo de caso 2.2.

Iniciar uma consulta envolve apresentar-se e estabelecer o propósito daquele encontro (Tabela 2.2). O objetivo desse início é maior que um cumprimento superficial antes de chegar à finalidade principal da consulta. O início da consulta:

- Promove informações sobre o que a pessoa pode esperar de sua visita naquele dia e de você em particular
- Ajuda a construir confiança e uma atmosfera de apoio
- Enfatiza que o paciente será tratado como uma pessoa, e não apenas como um conjunto de sintomas
- Ajuda a aliviar a ansiedade
- Destaca a parceria entre você e o paciente.

Modelos de consultas, que são baseados em evidências sobre a comunicação médico-paciente efetiva, enfatizam a importância desse estágio. Por exemplo, no "Modelo dos quatro hábitos", a primeira tarefa do médico é investir no início da consulta (Tabela 2.3). Isso inclui três elementos importantes: *criar conexão rapidamente, deduzir as preocupações do paciente e planejar a consulta com o paciente*.[14]

Parte principal da consulta

Lembre-se do exemplo de você tendo de compartilhar más notícias com outra pessoa. Você provavelmente esperaria que a outra pessoa:

- Fizesse perguntas apropriadas
- Ouvisse atentamente e demonstrasse interesse
- Ajudasse a continuar caso você travasse.

Questionar, ouvir e facilitar são três das habilidades-chave que permitem que nos comuniquemos efetivamente com os outros (veja na Tabela 2.2).

Realização de perguntas

Um motivo comum para uma consulta é reunir informações sobre a condição pela qual a pessoa está buscando ajuda. O objetivo é obter informações que sejam o mais acuradas,

Tabela 2.2 Habilidades centrais em uma consulta.

Início

- Cumprimentar o paciente pelo nome (p. ex., "Bom dia, Senhor Ricardo!") e apertar as mãos, se parecer apropriado
- Oferecer ao paciente um assento ou sentar-se à altura de seus olhos
- Apresentar-se, citando seu nome e seu papel (p. ex., "Sou Juliana Alves, estudante de Medicina. Estou treinando para me tornar médica. O Dr. Wilson me pediu para conversar com o senhor")
- Discutir o propósito da conversa (p. ex., "Eu gostaria de saber mais sobre o problema que o trouxe até o hospital no dia de hoje")
- Dizer qual o tempo estimado para a atividade (p. ex., "Isso irá levar cerca de 20 min")
- Explicar o que irá acontecer em seguida (p. ex., "Irei voltar e explicar ao Dr. Wilson o que o senhor me contar aqui")
- Explicar suas anotações (p. ex., "Eu gostaria de fazer anotações, para que possa me lembrar do que o senhor me contou, tudo bem?")
- Verificar se o paciente concorda (p. ex., "Está tudo bem?" "O senhor está satisfeito em falar comigo?")
- Respeite a decisão do paciente (p. ex., "Sim, claro, posso voltar mais tarde quando o senhor não estiver tão cansado." "Sim, podemos conversar mais brevemente se o senhor só tem alguns minutos")

Parte principal da consulta

- Manter uma atmosfera positiva, calorosa e bom contato visual
- Usar questões abertas no início
- Escutar atentamente
- Estar alerta e responsivo às pistas de linguagem verbal e não verbal
- Encorajar o paciente verbal ("conte-me mais") e não verbalmente (usando a postura e acenos de cabeça)
- Usar perguntas específicas quando apropriado
- Esclarecer o que o paciente contou.

Finalização da consulta

- Resumir o que o paciente contou e perguntar se o resumo está acurado
- Perguntar se o paciente gostaria de adicionar alguma coisa
- Explicar o que irá acontecer em seguida
- Agradecer o paciente.

Tabela 2.3 Modelo dos 4 hábitos.[14]

- Investir no início
- Elucidar a perspectiva do paciente
- Demonstrar empatia
- Investir no final.

completas e relevantes possíveis. A forma mais direta e óbvia de reunir informações é fazer perguntas. No entanto, estudos demonstram que médicos e estudantes de Medicina têm tendência a:

- Fazer perguntas demais
- Fazer perguntas rapidamente, sem dar ao paciente tempo suficiente para responder
- Fazer perguntas muito específicas, longas e complicadas
- Desencorajar o paciente a explicar o problema com suas próprias palavras
- Fazer perguntas que resultem em respostas com vieses
- Evitar fazer perguntas sobre tópicos que consideram delicados.

Estudos demonstraram que médicos que reúnem informação de maneira mais efetiva:[15-18]

- Começam com uma pergunta aberta sobre por que o paciente está ali
- Ouvem, sem interromper, o depoimento inicial da pessoa
- Perguntam se há algo mais que o paciente gostaria de mencionar
- Estabelecem a perspectiva da pessoa (objetivos, preocupações, expectativas e preferências)
- Resumem a lista de problemas que a pessoa mencionou ao longo do encontro
- Exploram cada problema
- Fazem perguntas abertas inicialmente e depois passam para questões mais específicas para esclarecer detalhes
- Fazem sínteses periodicamente durante a conversa
- Esclarecem palavras, jargões ou frases não cotidianas
- Repetem ou parafraseiam o que a pessoa falou para encorajar uma elaboração melhor acerca do que foi dito
- Sumarizam informações novamente para a pessoa
- Perguntam se as informações sumarizadas estão acuradas e completas
- Conferem informações ao final da consulta para garantir que não deixaram passar nada.

Como esta lista demonstra, reunir informações efetivamente para além de fazer perguntas envolve diversas habilidades utilizadas em diferentes momentos ao longo da consulta.

Perguntas abertas e fechadas

Perguntas abertas encorajam a pessoa a dar respostas completas e explicar o problema em suas próprias palavras. Elas frequentemente começam com *como*, *o que* ou *por que*, mas também podem ser elaboradas como perguntas indiretas (p. ex., "Conte-me mais sobre isso."). Perguntas abertas são particularmente úteis para estabelecer a lista completa de problemas que o paciente gostaria de discutir durante a consulta.

Perguntas fechadas limitam as respostas, por exemplo, a simples "sim" ou "não" (p. ex., "A dor faz você acordar durante a noite?"). Essas perguntas são úteis quando focam em aspectos específicos, por exemplo, para esclarecer detalhes. As duas desvantagens das perguntas fechadas são:

1. Você geralmente precisa perguntar mais para obter a mesma quantidade de informação.
2. Você pode perder informações importantes porque só irá receber dados acerca dos aspectos específicos sobre os quais perguntou.

Concentrar-se muito rapidamente e fazer uma série de perguntas fechadas sobre o primeiro sintoma mencionado pode fazer com que uma grande parte da consulta seja tomada por uma parte pequena do problema do paciente. O primeiro sintoma pode não ser o único ou o mais importante que a pessoa traz. Algumas vezes, as pessoas vão *construindo* a conversa até chegar a mencionar o problema que mais as preocupa.

> **Exemplo de caso 2.3** Respostas a perguntas abertas e fechadas.
>
> João Carlos é contador e tem 47 anos. Ele chega ao pronto-socorro após um ataque de dor no peito. Ele é primeiramente atendido pelo Dr. Jorge:
>
> DR. JORGE: *Estou vendo pela sua ficha que o senhor teve algumas dores no peito. O senhor ainda tem dor?*
> JOÃO CARLOS: *Não, não agora.*
> DR. JORGE: *Era uma dor súbita em aperto ou persistente e incômoda?*
> JOÃO CARLOS: *Parecia uma dor incômoda.*
> DR. JORGE: *Ela chegava até os seus braços?*
> JOÃO CARLOS: *Não, acho que não.*
> DR. JORGE: *Ela começou com algum exercício?*
> JOÃO CARLOS: *Não.*
>
> Mais tarde, João Carlos foi atendido pelo Dr. Valter:
>
> DR. VALTER: *Parece-me que o senhor vem tendo dores no peito. Poderia me contar mais sobre isso?*
> JOÃO CARLOS: *As dores começaram quando eu estava sentado em minha mesa de trabalho. Era uma dor estranha e incômoda que permaneceu no meio do meu peito. Tive essa mesma dor algumas vezes recentemente.*
> DR. VALTER: *Algumas vezes?*
> JOÃO CARLOS: *Sim, três ou quatro vezes ao longo do último mês, aproximadamente. Estou muito ocupado no trabalho, e as dores parecem vir mais para o final do dia.*
>
> Considere quão eficientes os dois estilos de questionamento são em reunir informações sobre o problema do Senhor João Carlos.

Ao longo da consulta, uma mistura de estilos de questionamento costuma ser útil, frequentemente iniciando com perguntas abertas e passando, em seguida, para perguntas mais fechadas, necessárias para explorar os problemas com mais detalhes. Isso é chamado "cone das perguntas abertas para fechadas".

A abordagem das perguntas também depende do cenário e do problema. Por exemplo, se um paciente chega ao pronto-socorro com o braço dolorido após um acidente, o médico pode rapidamente passar para perguntas fechadas para estabelecer a localização da dor e se a pessoa é capaz de mover aquele braço. Um paciente que tem vergonha de discutir um problema pode se sentir mais confortável ao responder a um grupo de perguntas mais específicas, feitas em um tom de voz que demonstre que são apenas parte da rotina. Ser mais responsivo ao impacto do estilo de questionamento sobre o clima da conversa pode auxiliar o fluxo da conversa.

Questionamentos pertinentes

Questionamentos pertinentes encorajam a pessoa a elaborar mais a resposta sobre um tópico. Podem ser usados para:

- Esclarecer: "O que você quer dizer com isso?"
- Justificar: "O que faz você pensar isso?"
- Verificar a acurácia: "Você toma três comprimidos ao dia?"

Reunir informações sobre um problema raramente envolve fazer uma única pergunta perfeita. Questionamentos pertinentes podem ajudar a explorar diferentes aspectos de um problema ou a experiência da pessoa em dada situação.

Outros estilos de questionamento

Perguntas direcionadoras e complexas tendem a influenciar as respostas e podem ser menos efetivas nas consultas. Perguntas direcionadoras encorajam a dar a resposta que o entrevistador espera ou quer. Há diferentes tipos:

1. *Coloquial*: frequentemente usada em conversas rápidas (p. ex., "Não estamos tendo um tempo horrível este ano?"). Isso não é usado para reunir informação, mas como um facilitador social.
2. *Simples*: pode ser utilizado para repetir ou reafirmar o que alguém acabou de dizer (p. ex., "Então você não tem dormido bem, certo?"), tanto para reconhecer que a informação foi dada quanto para encorajar a pessoa a elaborar melhor o que foi dito. Mas essas perguntas podem indicar que suposições foram feitas (p. ex., "Você nunca teve uma dor como essa antes?" "Você nunca fez sexo sem camisinha, não é?"). Essas perguntas frequentemente funcionam como perguntas retóricas, para as quais os pacientes podem sentir que a resposta "correta" é simplesmente concordar com o que foi dito.
3. *Sutis*: quando a escolha de palavras da pergunta influencia o inquirido. Por exemplo, pessoas foram indagadas em um estudo "Você sente dores de cabeça frequentemente; se sim, quão frequentemente?", a resposta média foi de 2,2 dores de cabeça por semana. Quando a pergunta foi alterada para "Você sente dores de cabeça ocasionalmente; se sim, com que frequência?", a resposta média foi de 0,7 dor de cabeça por semana, uma diferença significativa.[19]

Como essa questão acerca das dores de cabeça pode ser alterada para evitar influenciar a resposta?

Frequentemente as pessoas não se dão conta de que estão fazendo questões sugestivas.

Perguntas complexas envolvem múltiplas perguntas em uma. Por exemplo, "Você começou a vomitar ontem ou hoje? Teve diarreia?". Há chances de que apenas uma parte dessa pergunta seja respondida. A velocidade do questionamento e a falta de contato visual, por exemplo, quando lendo perguntas de um *checklist*, também pode contribuir para a perda de respostas consistentes a essas perguntas.

Ouvir

Para pacientes, ser ouvido é um dos aspectos mais importantes de uma consulta.[20,21] O ato de ouvir é um dos componentes mais óbvios do processo de comunicação e, ainda assim, algumas vezes as pessoas consideram difícil receber a mensagem que seu interlocutor está tentando passar.

Imagine que você está em outro país e precisa pedir orientação. Você pergunta para alguém que está disposto a ajudar, mas você fala muito pouco da língua do local.

O que torna mais fácil ou mais difícil lembrar das direções que lhe foram dadas?

Barreiras comuns para escutar efetivamente são:

- Muita informação sendo dada de uma só vez
- Estar preocupado com outra coisa (como tentar se lembrar de fazer certas perguntas)
- A informação não estar de acordo com o que você estava esperando
- Estar preocupado em não ofender a outra pessoa (p. ex., interrompendo seu discurso).

Ouvir envolve não apenas receber a informação, mas também, e ainda mais importante, estar em sintonia com o interlocutor e responder apropriadamente. Isso significa estar alerta a pistas que indiquem o que a pessoa está tentando transmitir, seja intercambiar fatos, expressar sentimentos ou revelar uma preocupação. O ato de se concentrar deliberadamente e conscientemente na outra pessoa durante uma conversa é chamado escuta ativa.

Exemplo 1: Laura veio para uma visita à sua médica clínica geral. Quando entra na sala, não sorri. Ela parece cansada e diferente do seu habitual. Ao ser indagada sobre o motivo da visita, responde brevemente dizendo que gostaria de conversar sobre seus comprimidos para pressão alta. A médica está ouvindo sem muita atenção. Houve problemas com o sistema do computador esta manhã, e ela está muito atrasada com o seu trabalho. Quando a paciente chega, ela está fechando um documento na tela. Ainda olhando para o monitor, ela responde, "Certo, comprimidos para pressão alta", e puxa o histórico da paciente.

Exemplo 2: Nunes frequenta o ambulatório devido a dores de estômago persistentes. O médico pergunta se há outros sintomas. Nunes hesita e diz: "Não, na verdade não." Ele parece incerto. O médico decide acrescentar uma pergunta à anterior para encorajá-lo a dizer mais: "Tem algo mais que você tenha percebido?".

As características principais da escuta ativa são:

- Focar-se em reunir informação completa, acurada e representativa do que *o paciente tem a dizer*
- Compreender *as implicações para o paciente do que foi dito*
- Responder a *pistas verbais e não verbais*
- Demonstrar que está *prestando atenção* e *tentando compreender*.

Colher pistas

Pistas ou sugestões são sinais que podem acrescentar, modificar, enfatizar e, algumas vezes, ainda contradizer o que um indivíduo está dizendo. Às vezes elas indicam um problema que o paciente não está seguro em mencionar ou uma preocupação particular.

Linguagem verbal

Exemplo de caso 2.4 Captação de pistas ou sugestões verbais.

DR. PEDROSA: *Olá, Sra. Vilma. Por favor sente-se. Como posso ajudá-la hoje?*
VILMA: *Pensei em vir vê-lo, doutor, por causa das minhas dores de cabeça.*
DR. PEDROSA: *Que tal você me contar um pouco mais sobre essas dores de cabeça?*
VILMA: *Bom, elas são muito ruins e estão piorando. Elas começaram logo após o falecimento da minha mãe e agora estão começando a me causar tontura. Estou realmente preocupada.*
DR. PEDROSA: *Você poderia me contar por que está preocupada?*

Dr. Pedrosa captou pistas verbais sobre a preocupação da Sra. Vilma, para começar a explorar o problema com maiores detalhes.

Há também pistas paraverbais, que são características do discurso, como tom, ritmo da fala, ênfase em certas palavras e vocalização sem palavras (como "humm-humm" para indicar concordância), que podem realçar o que é importante para o interlocutor.

Linguagem não verbal

Revelamos muitas informações sobre nós mesmos e nossos sentimentos em nossa linguagem corporal; por exemplo, expressão facial, contato visual, gestos, postura e outros aspectos, como a forma como nos vestimos.

Considere o efeito em uma conversa com um paciente quando um médico:

- *Falha em estabelecer contato visual ao início da consulta*
- *Gasta a maior parte da consulta olhando para o histórico na tela do computador*
- *Fica inquieto ou batendo os pés ao longo da consulta*
- *Tem uma expressão facial que demonstra tédio ou desaprovação.*

Enquanto estas parecem ser pistas bastante óbvias, alguns médicos e estudantes de Medicina se focam na informação sendo intercambiada verbalmente e se desligam dos sinais que estão mandando não verbalmente. Tanto médicos e estudantes quanto pacientes se expressam por meio de linguagem não verbal. A combinação de linguagem verbal e não verbal tem um efeito poderoso sobre a experiência do paciente na consulta.

Facilitação

Facilitação é uma parte essencial de se escutar efetivamente. O objetivo é encorajar a pessoa a explicar o que ela veio dizer. Exemplos de facilitação verbal são:

"Por favor, me conte mais sobre isso."
"Sim, entendo – por favor, continue."

Exemplos de facilitação *não verbal* incluem inclinar-se em direção ao paciente, manter contato visual e acenar a cabeça em momentos apropriados. Vocalizações como "humm-humm", que são chamadas de encorajadores mínimos, mostram que você gostaria que a pessoa continuasse sem interromper seu discurso.

Esclarecimento

Pedir para que a pessoa esclareça o que foi dito pode ser realizado de diversas maneiras:

"Você pode descrever a dor em mais detalhes?"
"O que você quer dizer com tontura?"
"Então você comprou algo que o farmacêutico indicou para ajudar. O que era?"

Repetir e parafrasear

Repetir e parafrasear o que a pessoa disse demonstra que você estava ouvindo e encoraja-a a continuar. Isso é útil em vários tipos de conversas com pacientes, e particularmente quando a pessoa estiver com dificuldade de continuar seu discurso devido à emotividade.

"Você disse que o cansaço começou aproximadamente 1 mês atrás."
"Você vem se sentindo assim desde que sua mãe faleceu."

Silêncio

Períodos de silêncio podem nos deixar desconfortáveis e nos levar à tentação de apressar-nos em preencher o vazio. No entanto, o silêncio dá a ambos os participantes na conversa tempo para refletir sobre o que foi dito. Pausas em uma conversa podem ajudar as pessoas a se lembrarem do que querem dizer ou perguntar. Tomar um momento para fazer um balanço sobre o que foi compartilhado também ajuda a fazer a transição para o próximo passo da conversa.

Empatia

"Perceba, o mais a fundo que puder, o estado mental do paciente, entre em seus sentimentos, examine gentilmente suas falhas. Uma palavra gentil, um cumprimento animado, um olhar simpático." Sir William Osler[22]

As pessoas geralmente querem se sentir ouvidas e compreendidas. Isso é particularmente importante em contextos médicos: pacientes e suas famílias frequentemente estão ansiosos, há incertezas e as pessoas podem estar enfrentando notícias ou decisões difíceis. Quando falamos sobre empatia neste contexto, estamos falando da habilidade do médico de:

- Identificar acuradamente os sentimentos e experiências da outra pessoa
- Comunicar a sua compreensão à pessoa.

Isso às vezes, mas não sempre, envolve pensar sobre como você se sentiria se estivesse na situação da outra pessoa. Por exemplo, se você passou por luto ou perda, isso pode dar discernimento sobre como um paciente passando por luto recente está se sentindo. Mas isso não é se colocar no lugar da outra pessoa; você pode nunca ter passado pelo que o paciente está sentindo ou você poderia reagir de forma diferente se estivesse na mesma situação. O objetivo é entender o que *a pessoa* está sentindo na *situação dela*.

Algumas pessoas consideram mais fácil ser empáticas do que outras por conta de sua cultura, formação, personalidade ou experiências prévias. No entanto, a habilidade de ser empático com um paciente é a chave para o exercício profissional, e pode ser aprendida. É uma combinação de ouvir e estar disposto a entender as experiências da outra pessoa.

Habilidades-chave são:

- Fomentar um clima solidário na consulta
- Escuta ativa
- Responder à linguagem verbal e não verbal
- Explorar a experiência do paciente
- Fazer perguntas (p. ex., sobre os sentimentos do paciente ou o impacto da situação sobre o paciente)
- Estar atento a suposições que você pode estar fazendo
- Demonstrar sua compreensão e apoio.

PACIENTE: *Eu tinha recentemente passado por um divórcio difícil. Em seguida, meu pai faleceu por um infarto.*
MÉDICO: *Esse deve ter sido um momento angustiante para você.*

Empatia é uma ferramenta terapêutica poderosa e é um elemento importante para desenvolver relacionamentos profissionais efetivos. Essa característica será discutida com mais detalhes no Capítulo 4.

Toque

Tocar outra pessoa é outro meio de comunicação poderoso que usamos para expressar uma grande gama de emoções, incluindo ternura, amor e raiva. Dentro do contexto da relação médico-paciente, o toque pode transmitir preocupação e empatia e pode, por si, só ter um efeito terapêutico. No entanto, também pode ser mal julgado e deixar as pessoas bastante desconfortáveis.

Quando o toque deve ser usado em um encontro médico-paciente? Não há regras óbvias. Um aperto de mão com o paciente no início da consulta é frequentemente apropriado, mas em algumas circunstâncias pode ser demasiadamente formal. Colocar os braços ao redor de alguém que esteja angustiado pode prover conforto, ou colocar a mão sobre o braço do paciente que está tendo dificuldade em expressar seus pensamentos e emoções pode transmitir empatia, mas cada pessoa tem preferências diferentes quanto ao toque, e o que pode ser reconfortante para uma pessoa pode parecer bastante invasivo para outra. Aqui estão algumas diretrizes gerais sobre tocar os pacientes:

- Tente avaliar a provável resposta do paciente ao toque. Você pode captar pistas pela forma com que o paciente se relaciona com sua história, sua postura e outros aspectos de sua linguagem corporal
- Se você se sente desconfortável em tocar o paciente, provavelmente é aconselhável que não o faça, já que é provável que você comunique sua ansiedade ao paciente
- Considere normas sociais e culturais. No Reino Unido, um toque tranquilizante e reconfortante geralmente vem na forma de uma das mãos colocada sobre o braço ou o ombro, ou segurar as mãos. A idade, o gênero e a cultura do médico e do paciente podem afetar a probabilidade de o toque ser apropriado ou não.

Se você não sente que o toque é apropriado, conforto, empatia e tranquilidade podem ser igualmente transmitidos pelo que você diz, pela sua postura, pelo seu tom de voz e pela escuta ativa.

Comunicação durante o exame físico

O que discutimos até agora sobre toque também se aplica ao toque como forma de comunicação durante a consulta. No entanto, também há questões específicas relacionadas com o toque durante o exame físico. É provável que os pacientes se sintam vulneráveis, por exemplo, enquanto estão sentados em um sofá esperando para serem examinados. Eles também podem se sentir envergonhados ou ansiosos sobre o que pode ser descoberto. Algumas diretrizes são:

- Respeitar a sensibilidade e o pudor do paciente; peça apenas para o paciente despir partes do corpo que sejam necessárias; use um lençol para cobrir o paciente quando não estiver sendo examinado
- Explique o que irá fazer e verifique se o paciente tem alguma preocupação em relação a isso
- Use linguagem clara e sem jargões
- Conte ao paciente o que você está fazendo e o que irá fazer ao longo da consulta
- Dê instruções claras e tempo ao paciente para segui-las
- Seja cuidadoso em não instigar ansiedade por meio de suas expressões faciais ou por passar um tempo longo em uma parte do exame sem dar explicações
- Evite causar desconforto; se possível, perceba as expressões do paciente e deixe-o ciente de que pode responder, por exemplo, dizendo: "Por favor, me diga se eu estiver machucando."

Sinalização

Sinais em uma estrada nos dirigem ao nosso destino e nos mantêm no caminho correto. De maneira similar, sinalização em uma conversa são afirmações que orientam a pessoa com relação ao que irá acontecer em seguida. Estas ajudam tanto você quanto o paciente a ver a estrutura da consulta e ajudam a situar-se em que momento você está.

Sinalizações são usadas no início de uma consulta:

"Eu gostaria de começar com a queixa que trouxe você aqui hoje e depois gostaria de saber mais sobre a sua saúde de maneira geral."

Ao longo da consulta:

"Eu gostaria de fazer mais algumas perguntas sobre..."
"Isso me ajudaria a entender melhor as circunstâncias envolvidas na sua dor no peito."
"Então, sem preocupações em particular no trabalho e em casa. Podemos voltar às dores de cabeça que você havia mencionado?"
"Eu gostaria de examiná-lo agora, se estiver tudo bem para você."

Próximo ao fim da consulta:

"Essas são todas as perguntas que eu gostaria de fazer. Podemos rever o que você acabou de me contar?"

Resumo

Resumir periodicamente tanto durante a consulta quanto ao final tem diversas funções importantes:

- Permite que você verifique a acurácia e a completude da informação reunida ao dar ao paciente uma oportunidade de adicionar alguma informação que tenha sido perdida ou corrigir quaisquer mal-entendidos
- Permite a você e ao paciente rever o que foi abordado e o que mais necessita ser explorado
- É uma forma de reflexão e, portanto, pode encorajar o paciente a falar mais
- Pode tranquilizar o paciente, demonstrando que você estava ouvindo atentamente
- Permite que você mantenha a objetividade
- É uma forma apropriada de terminar a maioria das consultas. Como estudante, você estará falando com pacientes principalmente para reunir informações, mas resumir também é útil em outros tipos de consulta, por exemplo, quando houver uma discussão sobre opções de tratamento e decisões a serem tomadas sobre os próximos passos.

Finalização da consulta

Terminar uma consulta adequadamente é satisfatório para ambos os participantes. É o ponto em que o médico e o paciente reveem o que foi discutido e fazem um plano para o próximo estágio do cuidado (veja na Tabela 2.2). Pontos-chave são:

- Indicar que a conversa está chegando ao fim (p. ex., que você já cobriu tudo o que gostaria)
- Verificar se o paciente não tem nada mais a adicionar
- Resumir o que o paciente relatou, checando se a informação reunida está completa e acurada
- Explicar o que irá acontecer em seguida
- Terminar agradecendo ao paciente.

> **Pontos-chave**
>
> - Pontos-chave de uma consulta centrada no paciente:
>   - Explorar as experiências do paciente com a enfermidade
>   - Elucidar os objetivos do paciente em relação ao seu cuidado
>   - Trabalhar em parceria com o paciente
> - Habilidades de comunicação com pacientes são perguntar, escutar ativamente e facilitar
> - Ao longo da consulta, uma mistura de estilos de questionamento é geralmente útil
> - Escuta ativa é estar alerta às pistas que indiquem o que a pessoa está tentando transmitir
> - Empatia é um elemento importante para compreender a experiência do paciente.

Referências bibliográficas

1. Cushing A. History of the doctor–patient relationship. In: Brown J, Noble LM, Papageorgiou A, editors. Clinical communication in medicine. Chichester: John Wiley and Sons; 2016.
2. Papageorgiou A. Models of the doctor–patient relationship. In: Brown J, Noble LM, Papageorgiou A, editors. Clinical communication in medicine. Chichester: John Wiley and Sons; 2016.
3. Noble LM. The future of the doctor–patient relationship. In: Brown J, Noble LM, Papageorgiou A, editors. Clinical communication in medicine. Chichester: John Wiley and Sons; 2016.
4. Byrne PS, Long BEL. Doctors talking to patients: a study of the verbal behaviours of doctors in the consultation. London: Her Majesty's Stationery Office; 1976.
5. Roter DL, Stewart M, Putnam SM, et al. Communication patterns of primary care physicians. JAMA 1997;277(4):350-356.
6. Agledahl KM, Gulbrandsen P, Førde R, et al. Courteous but not curious: how doctors' politeness masks their existential neglect: a qualitative study of video-recorded patient consultations. J Med Ethics 2011;37(11):650-654.
7. Stewart MA, McWhinney IR, Buck CW. The doctor/patient relationship and its effect upon outcome. J R Coll Gen Pract 1979;29(199):77-82.
8. Starfield B, Steinwachs D, Morris I, et al. Patient–provider agreement about problems: influence on outcome of care. JAMA 1979;242:344-346.
9. Institute of Medicine. Crossing the quality chasm: a new health service for the 21st century. Washington DC: The National Academies of Sciences, Engineering and Medicine; 2001.
10. Epstein RM, Franks P, Fiscella K, et al. Measuring patient-centered communication in patient–physician consultations: theoretical and practical issues. Soc Sci Med 2005;61(7):1516-1528.
11. Stewart MA, Brown JB, Weston WW, et al. Patient-centred medicine: transforming the clinical method. 2nd ed. Oxford: Radcliffe Medical Press Ltd; 2003.
12. Stacey D, Légaré F, Col NF, et al. Decision aids for people facing health treatment or screening decisions. Cochrane Database Syst Rev 2014;(1):CD001431.
13. Kate Granger. Hello my name is: introduction; 2014. Accessed at http://hellomynameis.org.uk/home.
14. Frankel RM, Stein T. Getting the most out of the clinical encounter: the four habits model. Permanente J 1999;3(3):79-88.
15. Beckman HB, Frankel RM. The effect of physician behavior on the collection of data. Ann Intern Med 1984;101(5):692-696.
16. Marvel MK, Epstein RM, Flowers K, et al. Soliciting the patient's agenda: have we improved? JAMA 1999;281(3):283-287.
17. Roter DL, Hall JA. Physicians' interviewing styles and medical information obtained from patients. J Gen Intern Med 1987;2(5):325-329.
18. Silverman J, Kurtz S, Draper J. Skills for communicating with patients. 3rd ed. Boca Raton, FL: CRC Press; 2013.

19. Loftus EF. Leading questions and the eyewitness report. Cognit Psychol 1975;7(4):560-572.
20. Maguire P, Fairbairn S, Fletcher C. Consultation skills of young doctors: benefits of undergraduate feedback training in interviewing. In: Stewart M, Roter D, editors. Communicating with medical patients. California: Sage Publications; 1989.
21. Makoul G, Krupat E, Chang CH. Measuring patient views of physician communication skills: development and testing of the Communication Assessment Tool. Patient Educ Couns 2007;67:333-342.
22. Hofstra Northwell School of Medicine at Hofstra University. About Sir William Osler (1849-1919); 2016. Accessed at http://medicine.hofstra.edu/about/osler/osler_about.html.

Como Reunir Informações
Margaret Lloyd, Robert Bor, Lorraine Noble

3

Pessoas que procuram um serviço de saúde trazem ao médico:

- Problemas, frequentemente na forma de sintomas ou queixas
- Preocupações sobre esses problemas
- Expectativas e esperança sobre o tratamento.

A consulta entre o paciente e o médico é o pilar do processo de resolução desses problemas, não apenas por intercambiar informações, mas também por estabelecer uma relação de trabalho entre eles. O papel do médico é obter o panorama mais acurado possível sobre os problemas para os quais a pessoa está buscando ajuda (frequentemente chamados "problema ou queixa principal"), enquanto desenvolve um ambiente de suporte no qual o paciente se sente amparado e confiante em colaborar com médico em sua trajetória.

Como isso é feito? Veja a Figura 3.1.

1. Estabeleça uma conexão com o paciente investindo no começo (veja o Capítulo 2). É importante que a pessoa que foi ao serviço de saúde se sinta confortável em contar sua história, incluindo suas preocupações subjacentes, da forma mais completa possível.
2. Use um modelo de coleta de informações que irá formar parte do registro do paciente (prontuário), o que discutiremos neste capítulo.

Estabelecer um relacionamento com o paciente

Reunir informação

- Histórico
- Exame físico
- Exames complementares

Estabelecer um diagnóstico

Discutir o problema com o paciente

Considerar opções de tratamento com o paciente e concordar sobre um plano de cuidado

Acompanhamento

Figura 3.1 Desenvolvimento de um plano de cuidado para o paciente.

3. Use as informações coletadas durante a consulta, o exame físico e os exames complementares para identificar o problema ou fazer uma lista curta de possíveis diagnósticos (diagnósticos diferenciais). Esse estágio envolve conhecimento da clínica médica e do processo de tomada de decisão (chamado "raciocínio clínico"), que são desenvolvidos com a experiência profissional.
4. Compartilhe informações com o paciente sobre o problema e possíveis opções para tratamento (veja o Capítulo 5).
5. Discuta as possíveis opções com o paciente e colabore na tomada de decisão (veja o Capítulo 6).
6. Acompanhe o plano de cuidado que foi colocado em ação.

Visão geral da consulta médico-paciente

Jonathan Silverman e seus colegas desenvolveram o *Cambridge-Calgary Guide to the Medical Interview*, que oferece uma visão geral sobre a consulta,[1] desde o início, passando pela coleta de informações, até o fechamento da consulta (Figura 3.2).

Referem-se a dois objetivos paralelos na consulta: construir um relacionamento com o paciente e prover uma estrutura para a consulta, sendo que ambos acontecem ao longo da conversa. A estrutura expandida proposta por eles (Figura 3.3) indica elementos específicos incluídos em cada estágio da consulta. Uma versão mais detalhada do guia está disponível.[1,2]

Neste capítulo, iremos considerar os estágios iniciais da consulta, focando no seu propósito de reunir informações para obter o histórico do paciente.

Histórico do paciente

O histórico é uma descrição abrangente da saúde do paciente e de seus problemas. Ele inclui informações sobre:

- Problemas de saúde atuais e prévios
- Outros aspectos relevantes da saúde

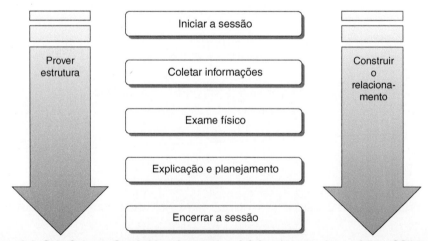

Figura 3.2 Guia Calgary-Cambridge de estrutura básica da entrevista médica. ©Silverman J, Kurtz S, Draper J (2013). *Skills for communicating with patients*.[1] Reproduzida com permissão do titular dos direitos autorais.

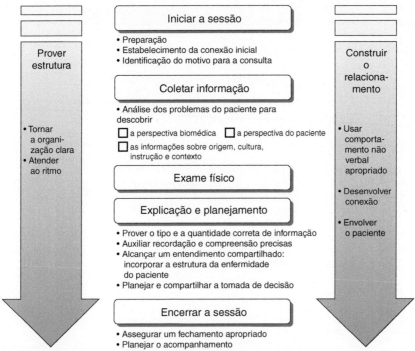

Figura 3.3 Guia Calgary-Cambridge de estrutura expandida da entrevista médica. ©Silverman J, Kurtz S, Draper J (2013) *Skills for comunicating with patients*.[1] Reproduzida com permissão do titular dos direitos autorais.

- Tratamento atual e prévio
- Perspectiva da pessoa com relação ao problema
- Aspectos relevantes sobre a saúde de familiares
- Outros aspectos relevantes sobre a vida da pessoa que possam impactar sua saúde, o tratamento ou o cuidado.

O processo pelo qual o médico reúne essas informações em uma consulta é frequentemente chamado "coleta da história clínica". A consulta como um todo inclui tanto a anamnese quanto o exame físico. Um histórico completo e detalhado é obtido quando um paciente comparece ao serviço pela primeira vez; por exemplo, quando está sendo admitido no hospital. Quando associados, o histórico médico, o exame físico e os exames complementares devem prover a informação necessária para identificar o problema (fazer o diagnóstico).

Início da consulta | Estabelecimento de conexão

Exemplo de caso 3.1 Início da consulta.

Um médico pediu a um estudante que conversasse com o Sr. Celso, recém-admitido no departamento de emergência do hospital. O aluno encontra o Sr. Celso no quarto, lendo o jornal.

ESTUDANTE: *Olá, Sr. Celso. Desculpe-me por interromper.*
CELSO: *Olá.*

(Continua)

> **Exemplo de caso 3.1** Início da consulta. *(Cont.)*
>
> ESTUDANTE: *Meu nome é Felipe Bueno, sou um dos estudantes da equipe do Dr. Martins. Sou estudante de Medicina e estou treinando para me tonar médico. O Dr. Martins me pediu para conversar com o senhor sobre o problema que o trouxe ao hospital.*
> CELSO: *Tudo bem.*
> ESTUDANTE: *Eu gostaria de fazer algumas perguntas e irei passar a informação ao Dr. Martins. Isso levará cerca de meia hora. Está tudo bem pelo senhor?*
> CELSO: *Sim, claro, vá em frente. Pode se sentar aqui.*
> ESTUDANTE: *Eu gostaria de tomar algumas notas, para que tenha tudo o que o senhor me disser anotado. Tudo bem?*
> CELSO: *Por mim, tudo bem.*
> ESTUDANTE: *O senhor está confortável?*
> CELSO: *Sim, estou bem, exceto pela minha dor de estômago. Acredito que é sobre isso que estamos aqui para conversar.*
>
> Nesta situação o estudante de Medicina foi capaz de captar pistas de linguagem verbal e não verbal do Sr. Celso, que ele estava satisfeito em falar com um estudante e não estava sentindo muita dor ou desconforto para ter uma conversa.

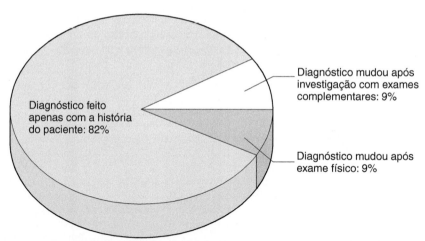

Figura 3.4 Contribuição relativa da história do paciente, do exame físico e dos exames complementares ao diagnóstico final.[4]

Coleta de informações para o histórico do paciente

"Ouça o paciente, ele está te dando o diagnóstico." Atribuído a William Osler.[3]

A importância da conversa entre o médico e o paciente para estabelecer um diagnóstico vem sendo confirmada em estudos considerando a contribuição relativa da anamnese, do exame físico e dos exames complementares. Um estudo determinou que, para 66 pacientes de 80, o diagnóstico correto foi feito com base apenas na informação coletada; para apenas 7 pacientes, o diagnóstico inicial mudou após o exame físico; e para outros 7, mudou após os resultados dos exames complementares estarem disponíveis (Figura 3.4).[4]

Esses achados realçam a importância de se reunir informação da maneira mais acurada e eficiente possível, usando as habilidades delineadas no Capítulo 2. É particularmente importante ouvir atentamente.

Pode-se pensar que está um tanto antiquada a frase "tome o histórico do paciente", pois ela implica que o fluxo de informação é unidirecional, do paciente para o médico – e que o paciente é relativamente passivo. Vimos no Capítulo 2 que o que o médico faz (p. ex., estilo de questionamento, maneira de ouvir e linguagem corporal) influencia a forma como a pessoa irá compartilhar seus problemas. Foi dito que os médicos devem aprender a receber ou construir, e não somente tomar o histórico de saúde de um paciente.

Estrutura do histórico do paciente

No início do treinamento clínico, estudantes frequentemente recebem instruções escritas sobre como tomar um histórico do paciente. É importante considerar:

- O conteúdo do histórico do paciente, ou seja, a informação a ser coletada (Tabela 3.1)
- O processo da consulta, ou seja, a comunicação com o paciente
- O impacto de atitudes que promovem consultas centradas no paciente.

Este capítulo já utilizou uma variedade de exemplos de terminologias específicas e expressões usadas na profissão médica – conhecidas como jargões médicos.

- *Quantas vezes a palavra "histórico" foi utilizada até agora neste capítulo?*
- *O que você acha que as pessoas que não são da área médica entendem por "histórico"?*
- *Uma parte do histórico é o "histórico medicamentoso". O que você acha que isso inclui?*
- *Qual você acha que seria a reação de um paciente se você dissesse que gostaria de perguntar sobre o seu histórico de drogas, em vez de perguntar sobre seu histórico medicamentoso?*

Informação inicial

Isso inclui o nome completo e idade da pessoa, além de qualquer outra informação relevante (p. ex., que você e o paciente não falavam a mesma língua e que a consulta foi conduzida por meio de um intérprete).

Saber o nome do paciente antes do início da consulta ajuda no acolhimento para cumprimentá-lo. Checar essa informação no início da consulta é uma boa prática. Note, no entanto, que *"Você*

Tabela 3.1 Estrutura do histórico do paciente.

- Informação inicial
- Queixa ou problema principal
- História da queixa ou problema principal
- Ideias, preocupações, expectativas e objetivos
- Histórico clínico, cirúrgico e psiquiátrico prévio
- Histórico medicamentoso
- Alergias e reações adversas
- Histórico familiar
- Histórico social
- Revisão dos sistemas orgânicos
- Avaliação do estado mental do paciente.

é Mauro Vergueiro?" não é por si só um cumprimento (é checar um fato), mas adicionar uma declaração como *"Olá, Sr. Mauro, muito prazer em conhecê-lo"* completa o aspecto social do cumprimento. Se você estiver incerto quanto à pronúncia do nome, pergunte ao paciente. Esforçar-se para verificar a pronúncia é apreciado pelo paciente e permite que você se sinta confiante usando o nome da pessoa.

Você pode preferir que o paciente se refira a você usando seu primeiro nome, e alguns pacientes podem ficar satisfeitos por você chamá-los pelo primeiro nome *deles*. No entanto, isso não pode ser suposto – muitos pacientes adultos, particularmente pessoas mais velhas, preferem a formalidade de serem chamados por seu título e sobrenome. Uma solução é começar utilizando o título e o sobrenome da pessoa e continuar até que ela diga o contrário. Algumas vezes, os estudantes são aconselhados a verificar como a pessoa gostaria de ser tratada. Isso poderia ser alcançado com a pergunta *"Como gostaria que eu me dirigisse ao senhor?"*. Primeiros nomes são geralmente utilizados com pacientes mais jovens (crianças e adolescentes), mas não necessariamente com seus pais.

Descrição do problema ou queixa principal

O problema que o paciente veio discutir com o médico é chamado "problema base" ou "queixa principal", e isso pode ser:

- Um sintoma: algo experimentado pelo paciente, que pode ser físico ou psicológico (p. ex., dor, sentir-se triste o tempo todo)
- Um sinal: uma indicação física de um problema (p. ex., um nódulo mamário, uma claudicação)
- Uma combinação de sintomas e/ou sinais.

Esse problema pode ser:

- Novo, no sentido de que não havia sido discutido previamente com um profissional da saúde
- Previamente existente (p. ex., uma condição de longo prazo, algumas vezes conhecida na medicina como uma condição crônica)
- Relacionado com um problema existente (p. ex., novos sintomas de demência).

Lembre-se de que o método mais efetivo para saber mais sobre o problema do paciente é:

- Fazer perguntas abertas
- Ouvir sem interromper até que o paciente tenha terminado seu relato.

Há diferentes formas de se fazer uma pergunta aberta, por exemplo:

"Você poderia, por favor, me contar qual problema o trouxe ao hospital hoje?"
"Por que você veio ao médico hoje?"

É útil registrar as respostas do paciente na forma de notas. Aqui estão alguns exemplos de três pacientes:

ARTUR (*professor, 52 anos*): *Meu intestino não está normal há algum tempo, e tenho tido dor de estômago.*
BEATRIZ (*vendedora aposentada, 72 anos*): *Tenho tido problemas para eliminar urina.*
DANIEL (*administrador, 47 anos*): *Tive um ataque com uma terrível dor no meu peito, o que tem me preocupado bastante.*

Algumas vezes a pessoa irá fornecer um diagnóstico em vez de um sintoma: *"Tenho artrite nas pernas."* Quando isso acontece, é útil pedir que a pessoa descreva o que ela está sentindo, por exemplo: *"Você poderia me contar como isso o afeta?"*

Não desanime se um diagnóstico do qual você nunca ouviu falar for mencionado:

PACIENTE: *Bem, tenho síndrome de Osler-Rendu-Weber.*
ESTUDANTE: *Comecei recentemente e infelizmente não estou familiarizado com esta condição ainda – talvez possa me contar qual efeito isso tem sobre você.*

Pessoas vivendo com condições de longo prazo terão um entendimento bastante real dos efeitos de sintomas e problemas que você possivelmente só leu a respeito, e aprender com essas experiências tem um grande valor na compreensão do impacto dessas condições.

As pessoas frequentemente expressam preocupações sobre o que elas têm passado:

DANIEL: *Eu me senti tão mal que pensei que iria morrer.*
ESTUDANTE: *Isso deve ter sido assustador. Você gostaria de me contar mais sobre isso agora ou devemos prosseguir e conversar sobre isso mais tarde?*

Reconhecer explicitamente as preocupações ou reações emocionais de uma pessoa ao problema é uma parte importante da demonstração de que você está escutando adequadamente e ouvindo o que a pessoa está dizendo.

Em seguida, pergunte ao paciente se ele ou ela tem qualquer outro problema. É útil identificar todos os problemas que a pessoa gostaria de discutir com você antes de obter informações mais detalhadas:

ESTUDANTE: *Você me contou que sente dor ao urinar. Antes de discutirmos isso mais a fundo, poderia me contar se tem algum outro problema?*
BEATRIZ: *Sim, tenho me sentido um pouco enjoada e tenho tido dor nas costas também.*

É útil fazer uma lista de todos os problemas mencionados pela pessoa – físicos, psicológicos e sociais – para serem abordados em seguida. Isso ajuda você a organizar a estrutura e o ritmo da consulta e também irá reduzir a chance de um problema novo, que pode ser o que está causando maior preocupação ao paciente, ser mencionado apenas quando você estiver prestes a terminar a consulta. Continuar perguntando *"Há mais alguma coisa?"*, até que a pessoa diga "não", mostra que você está disposto a ouvir todos os problemas que o paciente deseja discutir.

Claro, algumas vezes as pessoas têm problemas que esquecem ou estão relutantes em mencionar no início da consulta, mas à medida que você procede e constrói uma conexão, elas terão maior facilidade em discutir seus problemas. Resumir periodicamente durante a consulta (p. ex., após discutir cada problema) pode ajudar. Isso dá ao paciente a oportunidade de acrescentar algo novo que queira contar e permite a você checar se fez todas as perguntas que gostaria.

História do problema ou queixa principal
Os objetivos da história do problema são:

- Obter informação detalhada, completa, acurada e relevante sobre os problemas pelos quais a pessoa está buscando ajuda
- Determinar o efeito do problema sobre o cotidiano do paciente.

Para reunir informação detalhada, comece fazendo perguntas abertas (Figura 3.5). A natureza exata dessas perguntas irá depender do problema.

Para ponderar isso com mais detalhes, iremos considerar as perguntas que você poderia fazer a um paciente que veio ao médico com dor.

Como é?
Sintomas variam em *qualidade*. Por exemplo, dor pode ser descrita como aguda, lenta, tensa, latejante, constante ou que "vai e vem". Isso pode ser muito importante para identificar o diagnóstico. Por exemplo, alguém com pleurite geralmente irá mencionar dor no peito, que é aguda durante a inspiração, ao passo que alguém que teve um ataque cardíaco provavelmente irá mencionar dor no peito constante, tensa e "em aperto".

O que mais?
Perguntar sobre outros problemas que a pessoa pode ter notado (chamados sintomas associados) pode prover informações essenciais.

ESTUDANTE: *Quando você teve a dor no peito, notou algo mais?*
DANIEL: *Sim, meu coração estava acelerado e senti um pouco de falta de ar.*

Onde é?
Estabelecer a *localização* do problema é particularmente importante; pedir para que a pessoa aponte o local exato em seu corpo pode trazer mais detalhes que as palavras.

Em algumas condições médicas, a dor se *espalha* para outras partes do corpo (dor irradiada). Por exemplo, uma pessoa com doença na vesícula biliar pode sentir dor no abdome superior e no ombro direito, e alguém com hérnia de disco pode ter dor nas costas que se espalha em direção às pernas. Perguntar à pessoa onde ela sente a dor é, portanto, importante.

Quão ruim é?
Você irá querer saber sobre a *gravidade* do problema, por exemplo: se a dor é branda, moderada ou intensa. Claro, sempre há grande variação na percepção e na tolerância à dor, então pode ser

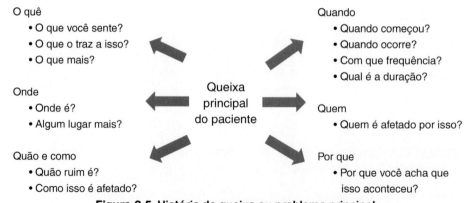

Figura 3.5 História da queixa ou problema principal.

útil pedir à pessoa que relacione a gravidade da sua dor atual com uma experiência prévia:

DANIEL: *A dor era horrível.*
ESTUDANTE: *O senhor diria que foi a pior dor que já sentiu?*
DANIEL: *Bem, já tive dores na perna quando tive dor ciática, mas dessa vez foi muito pior que aquilo.*

Como isto é afetado por...?
As pessoas algumas vezes sentem que existem "fatores modificadores" que podem tanto reduzir quanto agravar os sintomas.

ESTUDANTE: *Quando você sente a dor, há algo que a torne menos intensa?*
ARTUR: *Fica melhor quando elimino gases ou após ir ao banheiro.*
ESTUDANTE: *O que você come tem algum efeito?*
ARTUR: *Eu costumava comer bastante vegetais e frutas, mas diminuí o consumo, e a dor parece estar um pouco melhor.*
ESTUDANTE: *Você toma alguma medicação para a dor?*
ARTUR: *Não. Tentei tomar alguns analgésicos por uns dias, mas eles não fazem diferença.*

Quando?
Você precisará saber sobre aspectos *temporais:* quando a dor começou, como começou, sua duração, com que frequência ocorre e, se aplicável, como terminou. Algumas vezes é útil pedir à pessoa que se recorde da primeira vez que o problema ocorreu e descreva como ele se desenvolveu desde então. Se houve múltiplos episódios, peça a pessoa para descrever um episódio típico.

ESTUDANTE: *Quanto tempo a dor dura?*
DANIEL: *Apenas um curto período.*
ESTUDANTE: *Quanto aproximadamente é um curto período?*
DANIEL: *Humm, menos de meia hora.*
ESTUDANTE: *Menos de meia hora.*
DANIEL: *Cerca de 20 minutos.*

É importante estabelecer o *contexto* no qual os sintomas se desenvolvem:

ESTUDANTE: *Então você tem dor em seu abdome, problemas com flatulência e dificuldade de evacuar. Você pode me contar o que está geralmente fazendo quando a dor começa?*
ARTUR: *Tenho pensado sobre isso, eu nunca tenho esses problemas quando estou de férias. Parece ocorrer principalmente quando estou ocupado no trabalho.*

Qual efeito tem sobre a qualidade de vida do paciente?
Você pode ter descoberto bastante sobre o impacto do problema na qualidade de vida da pessoa pelas respostas anteriores. Também é útil olhar especificamente para o efeito sobre:

- O humor
- Os relacionamentos, particularmente com um parceiro e familiares próximos
- O emprego
- O lazer e a vida social.

ESTUDANTE: *Eu estava me perguntando qual o efeito que isso teve em sua vida em geral.*
ARTUR: *Não sei bem onde você está querendo chegar, mas tenho me sentido um pouco para baixo algumas vezes.*
ESTUDANTE: *Um pouco para baixo? Você poderia me contar um pouco mais sobre o que quer dizer com isso?*
ARTUR: *Bom, eu me sinto irritado quando a dor vem logo antes de sairmos e tenho de ir ao banheiro, demoro por lá e nos atrasamos. Minha mulher fica muito brava.*
ESTUDANTE: *Isso o preocupa?*
ARTUR: *Tivemos nossos altos e baixos, mas nada terrível. Acho que se continuar assim isso será um problema, porque começamos a discutir por causa disso. No mínimo essa situação piora nossa relação. Eu só queria voltar ao normal.*

Análise da perspectiva da pessoa | Ideias, preocupações, expectativas e objetivos

Entender o que o problema significa para a pessoa é um elemento-chave para desenvolver uma parceria colaborativa de trabalho. Estabelecer um entendimento compartilhado do problema é um pré-requisito para dar apoio à pessoa na tomada de decisões sobre o cuidado.

Isso inclui perguntar a ela:

- O que pensa ser a causa do problema
- Quais são suas preocupações
- Quais são suas esperanças com relação ao que o médico ou o tratamento serão capazes de fazer
- Quais são suas esperanças com relação ao que será o resultado final.

Exemplos de perguntas são:

"Talvez você pudesse me contar o que acha que está causando seu problema."
"Há alguma coisa com que você está particularmente preocupado?"
"O que você está esperando que o médico seja capaz de fazer por você hoje?"
"O que você está esperando que aconteça?"
"O que é mais importante para você?"

Histórico prévio de saúde clínico, cirúrgico e psiquiátrico do paciente

Informações sobre doenças prévias da pessoa podem ajudar a entender seu problema atual e a considerar a abordagem para tratamento.

Isso inclui informações sobre:

- Saúde geral prévia
- Doenças passadas
- Admissões ao hospital
- Cirurgias
- Acidentes e ferimentos
- Gestações.

É útil começar explicando o que você pretende e depois ir para os tópicos que precisam ser abordados.

ESTUDANTE: *Agora eu gostaria de perguntar sobre doenças que você teve no passado. Você precisou de alguma internação em hospital?*

BEATRIZ: *Preciso pensar. Tive meu apêndice removido quando tinha 15 ou 16 anos e tive uma infecção grave no pulmão quando estive de férias há uns 5 anos. Só isso.*
ESTUDANTE: *Você fez alguma outra cirurgia, além da remoção do apêndice?*
BEATRIZ: *Não, nenhuma.*
ESTUDANTE: *E você esteve internada em alguma outra ocasião?*
BEATRIZ: *Apenas quando tive meus dois filhos.*
ESTUDANTE: *Houve algum problema com as suas gestações?*
BEATRIZ: *Não, nunca me senti melhor!*
ESTUDANTE: *Você poderia me dizer se teve algum acidente ou se feriu alguma vez?*
BEATRIZ: *Bem, sim. Escorreguei no gelo e quebrei minha perna há uns 10 anos. Na verdade, fiquei no hospital nessa ocasião.*
ESTUDANTE: *Que tipo de tratamento você fez?*
BEATRIZ: *Fiz uma cirurgia, eles disseram que era uma fratura grave, mas está tudo bem agora.*
ESTUDANTE: *Tudo bem, então para recapitular o que a senhora me disse: a senhora teve o apêndice removido aos 15 ou 16 anos, e, mais recentemente, fraturou sua perna cerca de 10 anos atrás e passou por cirurgia por isso. Também teve uma grave infecção no pulmão há 5 anos e teve 2 filhos. Algo mais que a senhora se lembre em termos de doenças no passado?*
BEATRIZ: *Não, é isso.*

Neste momento há uma variedade de condições sobre as quais você pode querer perguntar especificamente, o que irá depender das circunstâncias, mas podem incluir condições como tuberculose, febre reumática, diabetes e câncer.

Você irá notar que o estudante usou perguntas mais fechadas e específicas neste ponto, o que é comum fazendo a triagem de problemas ao longo de diversos tópicos. O ritmo da consulta e a comunicação não verbal são importantes para mostrar ao paciente que os tópicos são significativos e não estão sendo abordados de maneira apressada. O resumo serve para checar a informação e para sinalizar que a consulta está chegando ao fim.

Alergias e reações adversas

Reações alérgicas a substâncias (incluindo alimentos, picadas de insetos, pelo de animais e pólen) e reações adversas a medicamentos são bastante comuns, mas variam em grau. É particularmente importante checar se a pessoa tem alguma alergia grave que possa causar uma reação anafilática e ser fatal. Um exemplo específico é se a pessoa é alérgica a penicilina.

Histórico medicamentoso

Profissionais da área médica comumente usam o termo drogas, enquanto o público geral é mais propenso a usar termos como remédio, medicação, comprimidos e pílulas. O objetivo do histórico medicamentoso é reunir uma lista abrangente dos medicamentos que o paciente esteja fazendo uso. É também uma boa oportunidade para perguntar sobre o uso abusivo de drogas.

Inclui:

- Todos os medicamentos em uso prescritos por um médico, incluindo: comprimidos e outros tipos de medicamentos; por exemplo, inaladores para asma, cremes, epinefrina autoaplicável
- Todos os outros medicamentos que a pessoa esteja fazendo uso, incluindo:
  - Medicamentos não controlados que a pessoa comprou sem prescrição médica
  - Tratamentos complementares, alternativos e fitoterápicos
- Uso abusivo de drogas.

O objetivo é reunir informação específica e detalhada, incluindo:

- Frequência de uso do medicamento
- Dose
- Efeitos colaterais ou outros problemas
- Satisfação com a medicação.

Por exemplo:

ESTUDANTE: *Agora eu gostaria de lhe perguntar sobre quaisquer medicamentos que o senhor esteja tomando. Está fazendo uso de algum medicamento prescrito por um médico?*
ANTÔNIO: *Bem, sim, comprimidos para hipertensão. O médico prescreveu, mas não me dei bem com eles, porque minhas pernas incharam.*
ESTUDANTE: *Você ainda está tomando esse medicamento?*
ANTÔNIO: *Não, meu amigo do trabalho disse que se eu estivesse tenso ele me recomendaria uns comprimidos da loja de produtos naturais. E venho tomando há mais ou menos três semanas.*
ESTUDANTE: *Você sabe o nome desses comprimidos?*
ANTÔNIO: *Deixe eu ver se tenho algum na minha mochila, posso mostrar.*

Perguntar se a pessoa trouxe seus medicamentos ou uma lista deles pode ser útil se ela não tiver certeza sobre os nomes e doses.

Histórico familiar

Reunir informações sobre a saúde da *família* de uma pessoa é importante por duas razões. Primeiro, a pessoa pode ter uma condição determinada geneticamente e, segundo, porque suas preocupações sobre o problema podem estar relacionadas com a experiência de outros membros da família. Por exemplo, o Sr. Artur pode estar preocupado com seus sintomas gastrintestinais porque sua mãe faleceu por câncer de cólon. Essa é uma peça importante de informação, em parte porque irá ajudar a entender por que ele está particularmente preocupado com câncer de cólon e também porque ele tem maior risco de desenvolver essa doença, que é pelo menos parcialmente determinada geneticamente.

Quando estiver reunindo informações para um histórico familiar, pergunte sobre todos os parentes de primeiro grau (pais, irmãos e filhos), se eles estão vivos e se não, qual foi a causa da morte.

ESTUDANTE: *Sinto muito que sua mãe tenha falecido. Quantos anos ela tinha quando faleceu?*
ARTUR: *Ela tinha 56, eu acho.*
ESTUDANTE: *E seu pai?*
ARTUR: *Ele está bem, exceto por um pouco de artrite. Ele tem 80 anos.*

Próximo ao final pode ser útil perguntar se alguém na família tem determinadas condições de saúde; por exemplo, cardiopatia, pressão alta, diabetes. Você pode querer desenhar uma árvore genealógica relativa à saúde (Figura 3.6).

Histórico social

Esta parte da consulta se foca em outros aspectos relevantes ao cuidado do paciente, incluindo:

- Tabagismo
- Consumo de bebidas alcoólicas.

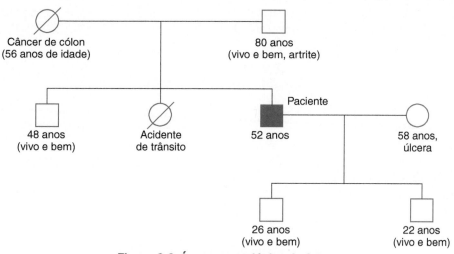

Figura 3.6 Árvore genealógica de Artur.

- Habilidade de realizar tarefas cotidianas, como autocuidado
- Circunstâncias sociais, como responsabilidades de trabalho, de família e cuidado
- Uso atual de outros serviços de saúde ou sociais
- Outras questões legais.

Tabagismo

Pergunte se a pessoa fuma e, em caso afirmativo, o que ela fuma, quantas vezes por dia e há quantos anos. Se a pessoa não fuma atualmente, pergunte se ela já fumou no passado e por quanto tempo. O objetivo é calcular o número de anos em que a pessoa fumou o equivalente a um maço de 20 cigarros por dia (chamados "maços/ano").

Bebidas alcoólicas

Algumas vezes estudantes ficam hesitantes em perguntar sobre bebidas alcoólicas, se preocupando em ofender o paciente, mas é uma parte padrão de uma avaliação geral de saúde. O objetivo é determinar o número usual de unidades de álcool que a pessoa consome em 1 semana e se o consumo é distribuído entre vários dias ou concentrado (beber pesado em um episódio). Uma unidade é o equivalente a 8 g de álcool puro, o que geralmente equivale a 300 mℓ de cerveja, uma pequena taça de vinho (125 mℓ) ou uma pequena dose de destilado. Esteja atento ao fato de que muitas cervejas e vinhos têm maior teor alcoólico e que as medidas (tanto em estabelecimentos públicos quanto em casa) podem ser mais generosas.

ESTUDANTE: *Eu gostaria de perguntar agora sobre seu consumo de bebidas alcoólicas. Você poderia me informar se consome bebidas alcoólicas?*
DANIEL: *Sim, mas não muito. Suponho que podemos dizer socialmente.*
ESTUDANTE: *Você pode me dizer o que o senhor bebe?*
DANIEL: *Geralmente cerveja. Vou ao bar na maioria das noites para tomar umas cervejas com meus amigos.*

ESTUDANTE: *Algumas cervejas, na maioria das noites. Me ajudaria se o senhor pudesse detalhar o que bebeu na semana passada, para me dar uma ideia de quanto álcool consumiu em cada noite.*
DANIEL: *Bom, deixe-me ver. Fui ao bar talvez quatro vezes na semana passada e bebi mais ou menos 1,8 litro de cerveja cada noite.*
ESTUDANTE: *E o senhor bebeu algo além de cerveja na semana passada?*
DANIEL: *Não, nada mais.*

Pode ser estimado que o Sr. Daniel bebeu cerca de 24 unidades no total, distribuídas ao longo de vários dias.

Circunstâncias sociais
Incluem quaisquer informações relevantes sobre a profissão do paciente, suas condições de vida, suas circunstâncias familiares, dependentes, fontes de apoio ou estresse. Por exemplo, uma pessoa mais velha que vive sozinha em um apartamento que só é acessível por escadas pode ter dificuldades se a opção de tratamento for uma cirurgia que resultará em redução da mobilidade por algumas semanas. A doença e o tratamento de um paciente podem ter efeitos importantes sobre outras pessoas, o que pode causar tanto problemas práticos quanto estresse ao paciente.

Habilidade em realizar tarefas cotidianas
Isso inclui quaisquer dificuldades que a pessoa tenha com as tarefas normais necessárias para o cuidado pessoal (chamadas atividades cotidianas) e problemas com mobilidade. Tarefas cotidianas importantes incluem: preparar e ingerir alimentos, lavar e usar o banheiro, vestir-se e despir-se, mover-se e sair de casa.

Uso de serviços de saúde e sociais
Pergunte sobre outros serviços de saúde que a pessoa normalmente recebe, como visitas por membros da equipe de saúde da família, ou serviços sociais, como visitas de cuidadores e assistentes sociais.

Outros problemas legais
Isso inclui, por exemplo, se a pessoa:

- Tem dificuldades para tomar decisões sobre seu próprio cuidado (p. ex., devido a uma psicopatia, demência ou dificuldade de aprendizagem)
- Tomou uma decisão prévia de rejeitar certos tratamentos
- Fez uma procuração para que outra pessoa tome decisões sobre o seu cuidado.

Revisão dos sistemas
Esta parte da consulta envolve uma série de perguntas relacionadas com cada um dos sistemas orgânicos. O propósito é buscar sintomas que a pessoa possa ter esquecido ou considerado insignificantes (como cansaço ou perda de peso não planejada). Essa é uma parte bastante estruturada da consulta, composta por várias perguntas específicas. Para facilitá-la:

- Liste os sistemas orgânicos com os sintomas e sinais que você irá questionar e utilize para checagem durante a consulta
- Introduza a consulta dizendo algo como: *"Agora vou lhe fazer uma série de perguntas sobre problemas médicos comuns. Isso é para garantir que não deixemos de lado nada importante"*

Uma lista de tópicos comuns a serem cobertos é demonstrada na Figura 3.7.

Exemplos de perguntas que você pode fazer incluem:

Cardiovascular
Você poderia me contar se teve algum problema de coração? E dor no peito? Nota o seu coração batendo ou agitado? Seus tornozelos incham?

Respiratório
Você tem algum problema pulmonar, como falta de ar? Ou tosse? Você escarra? De que cor é o escarro? Você já viu sangue nele?

Geniturinário
Você já teve algum problema para urinar? E dor para urinar? Sua urina tem cor ou cheiro não usual?

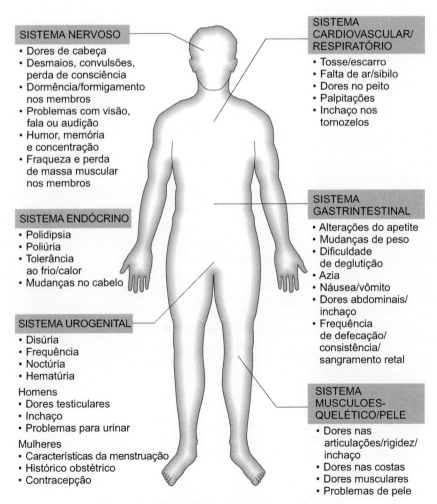

Figura 3.7 Revisão dos sistemas orgânicos.

Avaliação do estado mental do paciente

O bem-estar psicológico e a saúde mental de todos os pacientes devem ser considerados. Pela conversa que teve até agora, você poderá sentir que:

- Questões específicas não são necessárias
- Você pode querer fazer uma avaliação breve
- Uma avaliação mais detalhada é necessária em áreas específicas.

Considerando o estado mental do paciente, você está fazendo uma triagem para:

- Problemas cognitivos; por exemplo, sinais precoces de demência
- Problemas de saúde mental; por exemplo, depressão, ansiedade, esquizofrenia
- Outros problemas relacionados com o bem-estar psicológico das pessoas, como estresse ou luto.

Esta é uma breve consideração para a consulta de rotina. Descrições mais detalhadas da avaliação do estado mental do paciente a serem realizadas quando se suspeita de um problema mental ou neurológico podem ser encontradas em livros-texto relevantes para o assunto.

Aparência e comportamento

Pistas de linguagem não verbais são importantes para a avaliação do estado mental de uma pessoa. Note a maneira de vestir-se e a aparência geral. A pessoa parece que esteve negligenciando sua aparência? Há várias razões para isso; por exemplo, devido a depressão, demência ou alcoolismo. Falta de contato visual pode indicar depressão; inquietação pode indicar ansiedade. A pessoa que parece distraída, como se estivesse ouvindo outra pessoa, pode estar escutando vozes.

Fala

Você pode ter reparado em algo sobre a qualidade ou a quantidade de falas da pessoa durante a conversa, o que pode indicar um problema psicológico ou neurológico. Por exemplo, uma pessoa que está deprimida pode falar lentamente, em um tom monótono, enquanto uma pessoa em quadro clínico de mania pode ter uma forma rápida e aguda de falar.

Humor

Durante a consulta, você pode já ter coletado informações sobre como a pessoa se sente em geral, na maior parte do tempo (chamado humor) ou como está se sentindo neste momento (chamado afeto). A pessoa parece agitada, desanimada, em abstinência ou com raiva? Para explorar isso mais adiante, você pode fazer perguntas gerais, como:

"Estou me perguntando se você ainda aprecia sua vida como antes?"
"Como você reagiu aos problemas que teve?"
"Talvez você possa me contar sobre como tem se sentido um pouco para baixo (estressado, ansioso, excitado) recentemente."

Conteúdo do pensamento

A pessoa pode estar tendo pensamentos ou ideias perturbadoras, mas ela pode não compartilhar isso contigo a não ser que você pergunte especificamente, por exemplo, sobre alucinações ou pensamentos suicidas. Uma primeira pergunta apropriada seria:

"Você poderia me contar o que tem pensado neste momento da sua vida?"
"Tem algo em particular te perturbando?"
"Há algo que você gostaria de conversar, mas está preocupado em mencionar?"

Se a pessoa está parecendo emocionalmente angustiada, pode ser muito importante perguntar de maneira sensível sobre tendências suicidas:

"Como você vê o futuro?"
"Você já pensou em se ferir?"
"Alguma vez você já pensou que sua vida não vale a pena ser vivida?"

Pessoas que vêm pensando em causar danos a si mesmas podem se sentir envergonhadas em abordar o assunto, mas são capazes de compartilhar seus sentimentos quando questionadas de maneira sensível e com compaixão.[5]

Função cognitiva

Isso se refere à consciência da pessoa sobre o aqui e agora ("orientação de tempo e espaço") e a função mental geral. Uma pergunta inicial pode ser:

"Eu gostaria de fazer algumas perguntas sobre seus pensamentos e sua memória. Você poderia me contar que dia é hoje e onde você está agora?"

Testes de função cognitiva incluem testes de memória de curto prazo, por exemplo:

"Vou dizer o nome de três objetos e gostaria que você se lembrasse deles. Os objetos são peixe, estrelas, casa."

Você pode então pedir à pessoa que relembre os objetos mais tarde na consulta. Outro teste formal é pedir que a pessoa subtraia 7 de 100 continuamente. Um teste simples como esse pode ser uma indicação de que uma avaliação mais detalhada pode ser necessária.

Término da consulta

Neste momento você está se aproximando do fim da consulta e deve estar familiarizado com a história da pessoa e pronto para escrever suas anotações. Como discutido no Capítulo 2, a maneira como você irá finalizar a consulta é importante.

Quais são os passos-chave para encerrar uma consulta?

Registro do histórico do paciente

Há diferenças entre a conversa que você tem com o paciente e como a informação é redigida (veja a Tabela 3.2).

Escrever suas anotações permite que você organize a informação e seus pensamentos. Anotações são geralmente concisas e seguem a ordem da estrutura do histórico do paciente (veja a Tabela 3.1). O início irá incluir data, horário, local e serviço, nome do paciente (e informação de identificação, como o número do paciente no hospital), seu nome e sua profissão. O final irá incluir um resumo dos problemas, uma lista dos possíveis diagnósticos (diagnóstico diferencial) e uma sugestão de plano de gestão do cuidado (p. ex., novos testes diagnósticos). Se suas anotações não estiverem sendo escritas diretamente no histórico do paciente, evite dar detalhes que possam facilitar a identificação por outra pessoa as perca. Por exemplo, use as iniciais do paciente em vez de seu nome completo.

Tabela 3.2 Diferenças entre a consulta e as anotações escritas.

Uma conversa com o paciente para reunir informações de seu histórico de saúde:

- Tem um começo (apresentações, cortesias, concordar na estrutura da consulta)
- Pode incluir outros tópicos (incluir uma pequena conversa geral sobre temas cotidianos)
- Não precisa seguir ordem estrita
- É conduzida em linguagem cotidiana (evitando-se jargões médicos)
- Inclui sinalização de início para apresentar cada sessão
- Pode incluir uma lógica para fazer certas perguntas
- Permite que você estabeleça a perspectiva da pessoa e suas preocupações em vários pontos
- **Ajuda a desenvolver confiança e uma parceria efetiva**
- Requer habilidades diferentes em responder às pessoas em diferentes cenários e situações
- **Tem uma finalização (resumo, checagem, agradecimento).**

Uma versão apresentada ou escrita para colegas:

- É fornecida estritamente em ordem
- Traz predominantemente jargões médicos e abreviações
- Inclui diagnóstico diferencial e um plano de tratamento sugerido.

Variações no histórico do paciente

Tornar-se proficiente em reunir informações usando a estrutura do histórico do paciente exige tempo e prática. Praticar regularmente, passando pela lista completa de tópicos – com pacientes com diferentes problemas, em diferentes contextos –, irá ajudar você a incorporar essa habilidade fundamental de comunicação durante a consulta. No entanto, nem todas as consultas permitem reunir informação da mesma forma. Por exemplo, seria inapropriado gastar tempo reunindo informações para um histórico completo de um paciente recém-chegado à emergência com lesões graves após um acidente automobilístico ou dor no peito intensa e súbita.

De maneira similar, médicos na prática diária frequentemente são seletivos sobre em quais aspectos do histórico do paciente irão focar. Isso reflete a maneira com que o médico aborda a sua tarefa de realizar um diagnóstico e considerar as opções de tratamento. Frequentemente, reunir toda a informação possível de um paciente (incluindo histórico, exame físico e exames complementares) e somente então chegar ao diagnóstico não é a maneira mais eficiente de se proceder na prática médica.

Como os médicos chegam a um diagnóstico? Estudos demonstram que médicos usam seu conhecimento clínico e experiências prévias precocemente na consulta para fazer uma lista de possíveis diagnósticos, considerando alguns mais prováveis que outros, e descartando outros muito rapidamente. O médico então procura informações que possam ajudar a apoiar ou rejeitar cada possível diagnóstico. Esse processo de raciocínio clínico (incluindo testar hipóteses e reconhecer padrões) é desenvolvido com a experiência.

No entanto, há armadilhas – fechar-se muito precocemente em uma suposição diagnóstica pode fazer com que informações importantes sejam perdidas. Por exemplo, quando perguntas estão sendo feitas apenas para *confirmar* um diagnóstico particular e quando a informação que é inconsistente com o diagnóstico ou que aponta para outro diagnóstico é ignorada. O processo de determinar qual informação é necessária e em que grau de detalhes é uma habilidade profissional que se desenvolve ao longo do tempo, com prática e experiência.

Algumas dicas práticas

- Use todas as oportunidades de falar com pacientes. Não há substituto para a prática repetida junto a ele
- Seja realista sobre quanto tempo a consulta irá levar e faça um acordo sobre isso com o paciente. Você se tornará mais rápido à medida que ganhar experiência
- Você tem mais chances de reunir um bom histórico se usar as habilidades descritas do Capítulo 2:
    - Estabeleça conexão
    - Escute ativamente
    - Faça principalmente perguntas abertas nos estágios iniciais da consulta
    - Capte as pistas de linguagem verbal e não verbais
    - Facilite ou ajude se o paciente estiver travado
    - Resuma e verifique a acurácia
- Faça uma estrutura do histórico do paciente para usar durante a conversa
- A maioria das pessoas precisa fazer anotações enquanto está falando com o paciente. Você pode decidir fazer um rascunho e reescrevê-lo mais tarde. Esteja consciente do efeito que tomar notas exerce sobre o contato visual – não dê a impressão de que suas notas são mais importantes do que o que o paciente está dizendo. Pode ajudar se você disser o que está escrevendo enquanto escreve, pois toma forma de uma reflexão ou resumo e, assim, a tomada de notas torna-se parte da conversa.

Apresentação do histórico do paciente

Apresentar formalmente o histórico do paciente em uma discussão de casos ou visita é uma parte inestimável do aprendizado sobre como se comunicar profissionalmente com colegas. Ao longo da sua carreira, você irá apresentar informações de históricos de pacientes de várias formas (pessoalmente, de forma escrita, ao telefone) por um número de razões diferentes (p. ex., para passar um caso a outro médico, para fazer a requisição de certos exames, para pedir conselhos a outros colegas de maior experiência, para discutir com membros da sua equipe).

No início pode parecer assustador, mas com prática irá se tornar uma de suas habilidades fundamentais (Tabela 3.3).

Preocupações comuns dos alunos ao abordar pacientes

O paciente se recusa a conversar comigo

A maior parte dos pacientes fica satisfeita em ser consultada por alunos e frequentemente se beneficia do tempo passado com eles: ser ouvido pode ter um efeito terapêutico por si só. Além disso, muitas pessoas desejam ajudar no treinamento de futuros médicos. Algumas vezes, no entanto, um paciente pode ter contado sua história para vários alunos e não quer ter de fazer isso de novo, ou pode não estar se sentindo bem ou ainda pode estar emocionalmente afetado (mesmo que não o demonstre). Respeite o direito da pessoa de não falar com você e não tome isso como uma afronta pessoal.

Vou esquecer da próxima pergunta

Coletar informações de um paciente envolve mais do que fazer perguntas. É natural se sentir ansioso quando aparecem lacunas na conversa, mas o silêncio é importante para que todos

Tabela 3.3 Dicas para a apresentação do histórico clínico de um paciente.

Preparação

- Obtenha o máximo de informação possível, ou seja, histórico, achados do exame físico e resultados dos exames complementares
- Escreva o histórico usando a estrutura padrão
- Verifique se é necessário voltar ao paciente para esclarecer quaisquer pontos ou fazer novas perguntas
- Leia em um livro-texto sobre a doença ou possíveis condições de saúde do paciente
- Identifique as características mais importantes que você gostaria de enfatizar
- Resuma detalhes usando tópicos e depois escreva-os
- Pense sobre possíveis questionamentos que possam ser feitos

Apresentação

- Tenha o seu resumo e histórico do paciente completo por escrito com você
- Relaxe
- Fale de maneira clara e fluida
- Olhe para sua audiência
- Seja conciso
- Se for feita alguma pergunta para a qual você saiba a resposta, expresse confiança; se você não tiver certeza ou não souber, diga isso
- Seja sensível às necessidades do paciente se ele estiver presente

Acompanhamento

- Se possível, volte e verifique seu paciente após a visita para conversar sobre quaisquer preocupações que possam ter surgido pela discussão do seu caso
- Reflita na apresentação: O que você fez bem? O que você poderia ter feito melhor? Quais perguntas foram feitas e o que aprendeu com isso? Peça *feedback* construtivo e honesto de seus colegas
- Considere como você poderia apresentar a informação se estivesse encaminhando este paciente para outro médico por telefone, ou escrevendo uma carta para o clínico geral deste paciente

reflitam sobre o que foi discutido até então. Tente contar uma história a um amigo que constantemente interrompe você para fazer perguntas e veja que possivelmente perderá o fio da meada. Resumir o que o paciente contou até então pode ajudar.

O paciente me questiona sobre sua condição

Como regra geral, você não deve responder a perguntas que pacientes possam fazer sobre sua condição, mas, sim, sugerir que eles perguntem ao médico. Nunca tenha medo de dizer:

"Eu não sei. Como estudante, ainda estou aprendendo e não quero dar uma informação que não seja correta. Posso pedir para que o seu médico discuta esta questão com o senhor."

De maneira similar, observações improvisadas como: "Oh, tenho certeza de que não é nada preocupante", "Tenho certeza de que você vai ficar bem", "Acredito que o médico irá encaminhá-lo para exames no hospital" podem ser tomadas como fatos. As preocupações do paciente são parte importante do histórico dele, e seu preceptor espera que você os passe para ele.

O paciente me fala algo em confidencialidade

Confidencialidade é uma parte essencial da relação médico-paciente e é conservada nos códigos da prática profissional desde Hipócrates. Pacientes podem sentir que é mais fácil falar com você como estudante, particularmente porque você pode ser capaz de passar mais tempo com eles do que os outros membros da equipe mais qualificados. Ocasionalmente alguém pode querer fornecer informações e pedir que você as mantenha em confidencialidade. Isso o coloca em uma posição difícil. Algumas diretrizes gerais são:

- Pode ajudar se os pacientes souberem que a informação é mantida dentro da equipe médica e não pode ser passada para outras pessoas (p. ex., a família do paciente) sem o consentimento do paciente. Apenas em situações muito excepcionais o médico pode quebrar o sigilo de uma informação sem o consentimento do paciente. Há orientação profissional específica sobre confidencialidade[6]
- Esclareça se o paciente quer que aquela informação seja mantida entre você e o médico ou se ele realmente não quer que você conte a mais ninguém, incluindo o médico
- Como estudante, nunca prometa ao paciente confidencialidade. Como parte de sua apresentação diga que você irá passar as informações ao médico responsável. Não diga que "tudo que será discutido será confidencial"
- Explique que manter a informação confidencial (no sentido de que você não contará a mais ninguém, incluindo o médico responsável pelo paciente) pode colocar você em uma posição difícil, porque às vezes as pessoas não compreendem as implicações da diferença entre um estudante e um médico
- Não prometa confidencialidade com intuito de extrair informações do paciente
- Pode ser útil explorar o motivo pelo qual a pessoa quer manter aquela informação confidencial
- Se estiver em dúvida, discuta seu dilema com um membro da equipe que tenha maior experiência.

Ter essa conversa pode ajudar a pessoa a decidir por ela mesma o que quer fazer com a informação.

O paciente fica emotivo e começa a chorar

É natural se sentir ansioso e constrangido se um paciente começa a chorar. Geralmente é útil tentar controlar sua ansiedade (ela pode ser comunicada ao paciente), evitar se apressar em "tentar melhorar as coisas" e simplesmente dar à pessoa uma oportunidade de expressar suas emoções. Você pode ajudar:

- Ouvindo
- Demonstrando empatia
- Colocando um lenço nas mãos do paciente sem que ele tenha solicitado
- Tocando levemente o braço ou a mão do paciente, se parecer apropriado
- Fazendo comentários reflexivos.

Por exemplo:

"Vejo que isso é bastante perturbador para você."
"Você gostaria de me contar mais sobre como está se sentindo?"

Sentar-se junto ao paciente por um tempo pode ser a abordagem mais útil e solidária.

> **Pontos-chave**
>
> - A consulta médica é o pilar do processo de identificação do problema de saúde do paciente
> - Competências essenciais para reunir informação são usar questões abertas, ouvir atentamente, reconhecer e responder às pistas de linguagem verbal e não verbal e adaptar o estilo de consulta para atender às necessidades da situação e do contexto
> - Praticar a coleta de informações usando um histórico do paciente estruturado ajuda a incorporar essa habilidade fundamental.

Referências bibliográficas

1. Silverman J, Kurtz S, Draper J. Skills for communicating with patients. 3rd ed Boca Raton: FL: CRC Press; 2013.
2. Silverman J, Kurtz S, Draper J. Calgary-Cambridge guide to the medical interview; 1998. Accessed at: http://www.gp-training.net/training/communication_skills/calgary/calgary.pdf.
3. Silverman ME, Murray TJ, Bryan CS, editors. The Quotable Osler. Philadelphia: American College of Physicians; 2008.
4. Hampton JR, Harrison MJG, Mitchell JRA, et al. Relative contribution of history-taking, physical examination, and laboratory investigation to diagnosis and management of medical outpatients. Br Med J 1975;2:486-489.
5. Coll X, Papageorgiou A, Stanley A, et al. Communication skills in mental health care: an introduction. Boca Raton: FL: CRC Press; 2012.
6. General Medical Council. Confidentiality: good practice in handling patient information. Manchester: General Medical Council; 2017.

Como Discutir Assuntos Delicados   4

Robert Bor, Margaret Lloyd, Lorraine Noble

Quais tópicos são difíceis de discutir?

Até agora abordamos como reunir informações de pacientes sobre problemas médicos, e frequentemente isso significa fazer uma série de perguntas de rotina em uma ordem padrão. Uma pessoa indo visitar um médico geralmente espera discutir seus sintomas atuais, outros aspectos relevantes, como doenças prévias, e os efeitos do problema em seu dia a dia. No entanto, algumas conversas não são tão rotineiras, pois há alguns tópicos que as pessoas consideram mais difíceis ou sensíveis de serem discutidos (Tabela 4.1). Muitos pacientes acham difícil e, muitas vezes, extremamente desafiador, buscar ajuda para resolver esses problemas. É importante que, se um paciente teve a coragem de procurar ajuda, essa busca seja validada e apoiada.

Tópicos podem ser difíceis por várias razões: vergonha, pudor, medo de ser julgado, medo de más notícias, preocupação em não conseguir expressar corretamente em palavras. Neste capítulo, iremos analisar como ajudar as pessoas a discutirem esses assuntos delicados, considerando conversas sobre sexo um exemplo mais detalhado.

Abordagem de temas delicados

Considere um momento em que você teve de discutir algo delicado com outra pessoa. Isso poderia ter sido relacionado com sua saúde, seus relacionamentos, seu trabalho – qualquer aspecto da sua vida. Tente se lembrar de como se sentiu pouco antes da conversa.

Qual foi o assunto e por que era delicado para você?
Como você trouxe o assunto para a conversa e como decidiu a maneira de abordá-lo?
Qual resposta você estava esperando?

Tabela 4.1 Exemplos de assuntos que podem ser difíceis de discutir.

- Sexo e saúde sexual
- Luto e morte
- Doenças sérias e incuráveis
- Saúde mental
- Funções intestinal e urinária
- Obesidade
- Aparência física
- Aborto
- Comportamentos que podem afetar a saúde (álcool, drogas recreacionais)
- Vícios
- Violência e abuso sexual.

Algumas vezes a pessoa irá mencionar o assunto considerado difícil diretamente:

ESTUDANTE: *O que a trouxe até o médico hoje?*
ANDRÉIA: *Venho tomando estes comprimidos para depressão há 2 meses, mas não sinto que tenha melhorado. Não vejo mais razão para continuar.*

Em outros momentos, o tópico será mencionado indiretamente. A pessoa pode estar construindo a coragem para abordar o tópico ou "sondando o terreno" para ver como a outra pessoa irá reagir. Em uma consulta, um paciente pode oferecer uma sugestão sobre um assunto que gostaria de discutir, mas irá prosseguir apenas se sentir que tem "permissão" para elaborá-lo:

ESTUDANTE: *Você teve algum outro sintoma?*
GUIDO: *Não exatamente sintomas. As coisas apenas não são mais as mesmas, mas é preciso seguir em frente.*
ESTUDANTE: *As coisas não são mais as mesmas? Há algo que esteja preocupando você?*
GUIDO: *Bem, não tenho conseguido, você sabe, com a minha mulher.*
ESTUDANTE: *Você está tendo problemas para ter relações sexuais?*
GUIDO: *Sim, simplesmente não sobe.*

Em outras situações, o médico ou estudante pode sentir que um assunto delicado precisa ser abordado:

ESTUDANTE: *Então, você tem machucados tanto nos braços quanto na face?*
LANDA: *Sim.*
ESTUDANTE: *Como isso aconteceu?*
LANDA: *Bem, tive uma discussão com o meu namorado, mas é minha culpa. Ele é realmente um cara legal.*
ESTUDANTE: *Posso perguntar se ele a machucou fisicamente?*

Você pode ser a primeira pessoa com quem o paciente está falando sobre um assunto. As pessoas frequentemente se preocupam com a reação do outro ao revelar algo. Reconhecer que um assunto é delicado e enfatizar que a pessoa está no controle da discussão pode ajudar. Por exemplo:

"Eu entendo que é difícil falar sobre isso."
"Você gostaria de falar mais sobre isso hoje?"

Quando um assunto delicado é abordado de maneira inesperada, sua linha de pensamento pode ficar afetada momentaneamente, mas esteja atento: sinais verbais ou não verbais de surpresa podem ser mal interpretados como choque ou até desaprovação. Demonstrar uma disposição imediata a ouvir pode ser uma resposta útil e solidária, por exemplo:

"Você gostaria de me contar um pouco mais sobre isso?"

Discussão de temas delicados

O objetivo é explorar a experiência da pessoa sobre a situação, em particular:

- O que aconteceu?
- Qual efeito teve sobre a pessoa?
- O que a pessoa está esperando?

Criar um clima de suporte no qual um assunto difícil possa ser discutido se baseia nas habilidades-chave discutidas nos capítulos anteriores:

- Construir conexão de maneira precoce na conversa
- Ouvir ativamente
- Fazer outras perguntas para encorajar a pessoa a contar sua história
- Responder com empatia.

Perceber a perspectiva da pessoa e suas reações a uma situação é a chave para entender sua experiência. Quando nos deparamos com uma situação difícil, todos temos nossas ideias de como reagiríamos, mas o objetivo é reconhecer os sentimentos e experiências da outra pessoa. Tente estar atento a quaisquer suposições que possam estar afetando sua habilidade em explorar a perspectiva da pessoa.

REGINA: *O teste de gravidez veio positivo. Nós realmente queremos este bebê.*
ESTUDANTE: *Então esta é uma gravidez planejada?*
REGINA: *Sim.*
ESTUDANTE: *Que ótimo! Esse é seu primeiro bebê?*
REGINA: *Bem, engravidei cerca de 6 meses atrás.*
ESTUDANTE: *Oh, não sabia que você tinha um filho.*
REGINA: *Não tenho – tive um aborto. Não pensei que eu fosse pensar tanto nisso de novo.*

Conscientização sobre o que a situação significa para o paciente

Pode haver diferenças entre a sua perspectiva e a do paciente. Por exemplo, imagine que você está atendendo uma pessoa com afecção dermatológica, em que manchas pálidas permanentes se desenvolvem na face e nas mãos (chamada vitiligo). A pessoa tem a pele pálida naturalmente, então as manchas não são tão visíveis e você já havia visto pacientes com a condição muito mais óbvia. Você pode se sentir inclinado a dizer para o seu paciente, para confortá-lo, que a sua condição é bastante branda em comparação à de outras pessoas. Apesar de genuína, uma resposta como essa pode banalizar a experiência do paciente e fazê-lo sentir-se mal por ter falado sobre isso inicialmente. Tentativas improvisadas para confortar o paciente, como esta, têm maior probabilidade de acontecer quando nos sentimos sem palavras, estamos sob pressão, ou conhecendo o paciente pela primeira vez e tentamos estabelecer uma conexão positiva com ele.

Como discutido no Capítulo 2, empatia é a habilidade de entender os sentimentos e experiências da pessoa com acurácia e demonstrar esse entendimento de forma solidária. O objetivo da compreensão empática não é apenas reconhecer as emoções da pessoa, mas identificar o significado da situação para a pessoa, para ajudar ambos a desenvolver um entendimento mais profundo (Tabela 4.2).

Por exemplo, considere uma resposta empática para a declaração deste paciente:

"Desde que a acne piorou muito, sinto como se nada mais estivesse certo. As pessoas não gostam de mim. Não gosto do meu trabalho, minha relação com meu namorado vem só piorando. Não gosto do que me tornei."

Uma resposta com baixo nível de empatia seria:

"Parece que desde que a acne piorou as coisas não têm dado muito certo para você."

Tabela 4.2	Compreensão empática.

- Reconhece os sentimentos do paciente em resposta à situação particular pela qual ele está passando, e que podem ser complexos ou ambivalentes
- Vai além do reconhecimento de sentimentos óbvios para o nível de emoções que são menos claramente expressadas
- Pode ajudar pacientes a identificar o significado da experiência por eles mesmos, ao qual eles poderiam inicialmente desconhecer.

Isso reflete parte do sentimento do paciente, mas não demonstra a magnitude do problema que a pessoa está descrevendo. Uma resposta um pouco mais empática poderia ser:

"Me parece que desde que piorou, a acne tem feito você se sentir negativa a respeito das coisas."

Isso transmite uma compreensão dos sentimentos da pessoa, mas ainda assim se limita ao problema em vez de tentar entender o efeito da situação sobre o paciente. Uma tentativa de demonstrar uma compreensão mais profunda seria:

"Pelo que está me dizendo, a piora da acne afeta várias partes da sua vida ao mesmo tempo. Então não se trata apenas de você não gostar da sua aparência, mas de você não gostar de quem você é."

As pessoas frequentemente se preocupam em serem julgadas quando descrevem uma situação delicada ou difícil. Uma pessoa pode, de maneira bastante acurada, supor que você irá reagir de maneira diferente quando se deparar com as mesmas circunstâncias. De maneira similar, algumas vezes, você achará difícil compreender a experiência da pessoa, tanto por parecer muito distante das suas próprias experiências de vida quanto por você ser incapaz de se imaginar tomando as mesmas decisões. É importante reconhecer quaisquer barreiras à empatia e ser honesto com você mesmo sobre elas.

Um conceito útil é "consideração positiva incondicional", uma abordagem em que você demonstra que se importa com a pessoa e a aceita como ela é, sem julgamento (Tabela 4.3).[1]

ROGÉRIO: *Não estou conseguindo diminuir. Saí todas as noites da semana passada e provavelmente bebi a mesma quantidade que na semana anterior.*
ESTUDANTE: *Você planejou reduzir seu consumo de álcool, mas isso não aconteceu?*
ROGÉRIO: *Pareceu uma boa ideia quando vim para a cirurgia, mas o que é a vida se você não pode passar tempo com seus amigos?*
ESTUDANTE: *Você sente como se estivesse perdendo a sua vida social?*
ROGÉRIO: *Não consigo ficar em casa. A Susan não tem mais tempo para mim e, com as crianças, eu nunca tenho paz. É uma bagunça. Ela continua me dizendo que eu deveria fazer mais coisas na casa e passar mais tempo com as crianças.*
ESTUDANTE: *Então você está achando estressante ficar em casa e tem passado mais tempo com seus amigos, o que significa estar bebendo a mesma quantidade que antes. Qual é a sua opinião sobre a situação?*
ROGÉRIO: *Eu me sinto encurralado, se posso ser sincero. Só bebo esse tanto quando estou realmente estressado.*

Conversas sobre sexo

Apesar de parecer mais fácil falar sobre sexo em uma clínica especializada em medicina geniturinária, problemas médicos em vários contextos podem levar a dificuldades sexuais que o paciente pode querer discutir.

Tabela 4.3 Consideração positiva incondicional.

- Envolve expressar cuidado genuíno para o paciente
- Não avaliar os sentimentos, pensamentos ou ações do paciente em comparações com como você agiria na mesma situação
- A atitude em relação ao paciente é "Eu te aceito como você é" e não "Eu vou aceitar você quando..."
- Reconhece que o paciente tem direito a ter sentimentos (que podem diferir dos seus próprios); entretanto, isso não significa necessariamente que você aprovaria todos os comportamentos dele.

Somado a isso, em várias instâncias, pacientes vão ao médico para discutir um problema sexual, mas durante a consulta se sentem inibidos e falham em abordar suas preocupações. É importante que médicos e estudantes, nos diferentes cenários, sejam capazes de transmitir ao paciente que não se sentem envergonhados em falar sobre problemas sexuais, sejam eles:

- A razão para procurar atenção médica
- Associados a outros problemas.

Barreiras para a comunicação aberta sobre problemas sexuais incluem estereótipos e suposições sobre o estilo de vida e comportamento da pessoa (Tabela 4.4). Suposições podem impedir que informações sobre questões importantes sejam coletadas.

Diferenças de gênero e regras culturais podem complicar ainda mais a relação médico-paciente quando problemas sexuais precisam ser discutidos. Algumas pacientes mulheres podem se sentir desconfortáveis discutindo problemas íntimos com um médico ou estudante do sexo masculino (e vice-versa), particularmente se estiverem preocupadas com a possibilidade de serem examinadas. A maioria dos pacientes se sente vulnerável e constrangida em passar pelo exame físico.

Nossas atitudes pessoais em relação às práticas sexuais e ao estilo de vida podem influenciar como esses problemas são discutidos com os pacientes. Linguagens verbal e não verbal podem comunicar indiferença, aceitação ou rejeição às práticas sexuais. Dicas sutis sobre os valores pessoais do clínico podem influenciar a decisão dos pacientes em revelar suas preocupações ou escondê-las.

Tabela 4.4 Exemplos de suposições e equívocos sobre sexualidade.

- Pessoas idosas não fazem sexo
- Homens *gays* só fazem sexo com homens
- Uma pessoa casada não poderia ter uma doença sexualmente transmissível
- Pessoas jovens, abaixo da idade legal para consentimento, não têm relações sexuais
- Todas as pessoas entendem os aspectos básicos da reprodução e contracepção
- As pessoas sabem quando estão com uma doença sexualmente transmissível
- A presença de problemas sexuais geralmente significa que a pessoa também tem problemas psicológicos
- Quando as pessoas têm preocupações sobre um problema sexual, elas sempre as compartilham com o médico
- Todas as pessoas entendem os termos médicos usados para descrever atividades sexuais e genitália
- Você pode descobrir a orientação sexual da pessoa pela sua aparência

Quando falar sobre sexo

Reunir informações sobre sexo e saúde sexual pode ser necessário nas situações apresentadas a seguir.

Quando uma pessoa traz um problema que provavelmente está relacionado com questões sexuais

Um paciente pode não perceber que o problema está relacionado com sexo, por exemplo: requerimento de anticoncepcionais, dores durante a relação sexual. Certos sintomas, como secreção genital, levam à necessidade de se obter um histórico sexual.

Quando a pessoa traz um problema que pode levar a dificuldades sexuais

Problemas médicos, físicos e psicológicos frequentemente têm implicações sobre as relações da pessoa e sua atividade sexual. Problemas com a função sexual, como impotência, podem ser causados por diabetes, infertilidade, dependência de álcool e luto, para citar algumas possibilidades. Uma pessoa com um problema médico existente, como HIV, pode se preocupar sobre revelar o seu *status* a um parceiro ao iniciar um novo relacionamento.

Quando um tratamento médico pode levar a dificuldades sexuais

Certos tratamentos, incluindo medicações e cirurgias, podem levar a problemas com libido (desejo sexual) e função sexual.

Diferentes estágios da vida

Pessoas que buscam aconselhamento na saúde sexual podem: planejar manter relações sexuais pela primeira vez, desejar evitar gestações, querer iniciar uma família, estar iniciando um novo relacionamento após terminar um relacionamento longo, estar entrando na menopausa, entre outros.

Coleta de informações sobre a história sexual

Quando uma pessoa chega para discutir um problema sexual, obviamente é necessário reunir informações do seu "histórico sexual". Entretanto, quando o problema principal que a pessoa veio discutir não é relacionado com a atividade sexual, há um dilema sobre quando é apropriado abordar este tema. As vantagens e desvantagens em perguntar ao paciente sobre temas relacionados com a saúde sexual são apresentadas na Tabela 4.5.

Há uma diferença entre perguntar a um paciente se ele ou ela tem algum problema sexual ou de relacionamento para complementar o seu histórico de saúde ou para coletar informações detalhadas do seu histórico sexual. Como parte do histórico geral do paciente, um ponto de início pode ser perguntar se a pessoa tem alguma preocupação com sua saúde sexual.

Contexto

O contexto em que a consulta ocorre influencia o que pode ser alcançado. Uma enfermaria que ofereça pouca privacidade ao paciente; um ambulatório não familiar ou uma clínica cirúrgica

Tabela 4.5 Vantagens e desvantagens em perguntar sobre problemas sexuais.

Vantagens

- Mostra que os problemas sexuais estão na gama normal de problemas a serem discutidos com o médico
- Pacientes podem se sentir mais confortáveis em mencionar seus problemas sexuais em consultas futuras
- Pode ser uma oportunidade para a promoção de saúde.

Desvantagens

- Pode ser constrangedor para o paciente e o médico
- A pessoa pode sentir que seu estilo de vida está sendo julgado
- A pessoa pode se preocupar com algo que anteriormente não era um problema.

muito cheia podem afetar o quão confortável o paciente se sente em ter esse tipo de conversa. Para criar um clima de suporte para a conversa, é importante assegurar-se de que o ambiente no qual a consulta irá ocorrer:

- Tem privacidade (a conversa não será ouvida por terceiros)
- É acolhedor
- É livre de interrupções

Confidencialidade

As pessoas frequentemente estão preocupadas com quem mais pode ficar sabendo das informações reveladas durante a consulta. Existem regras bastante específicas quanto à confidencialidade, principalmente em clínicas de saúde sexual.[2] É útil reiterar aos pacientes a relevante política de confidencialidade.

Comece com a queixa principal

Como sempre, quando reunindo informações para o histórico do paciente, comece pelo problema pelo qual a pessoa veio para depois discutir áreas mais delicadas ao longo da conversa. Ao final da discussão sobre outros problemas, uma pergunta geral pode ser:

"Além deste problema, há algo mais que você gostaria de discutir comigo?"
"Há alguma coisa em seu relacionamento ou vida sexual sobre a qual queira conversar?"

Seja determinado

Quando for importante abrir a discussão, ser determinado e direto pode ajudar. Por exemplo:

"Você se importa se eu fizer algumas perguntas sobre a sua vida sexual?"

Linguagens verbal e não verbal são úteis em demonstrar quão confortável você está em discutir tópicos relacionados com sexo e saúde sexual. E incluem:

- Manter uma quantidade normal de contato visual
- Fazer perguntas claras

- Manter o mesmo tom de voz que o usado para fazer perguntas sobre outros tópicos
- Ter uma estrutura clara e um grupo de perguntas de rotina.

Ser claro sobre a informação que você precisa, e por que precisa dela, é crítico para que se sinta confiante em fazer perguntas e responder com racionalidade o porquê de fazê-las. Considerar com antecedência a escolha de palavras para suas perguntas permite que você as faça de maneira mais fluida. Hesitação indevida e dificuldade para encontrar palavras para expressar uma pergunta podem ser interpretadas como constrangimento ou uma indicação de que você não quer realmente discutir aquele assunto. Com isso dito, ser determinado não significa discutir apressadamente o tema.

Considerações sobre linguagem

Pessoas têm termos preferidos para descrever partes anatômicas e atividades sexuais. O objetivo é ser claro e alcançar o equilíbrio entre:

- Termos médicos, que podem ser precisos, mas pouco compreendidos
- Linguagem coloquial, que pode ser bem compreendida, mas você pode parecer pouco profissional ou ofensivo.

Considere quais termos você se sente confortável em usar e pergunte a colegas de diferentes especialidades e contextos quais termos eles utilizam. Ao conversar com pacientes, e observando consultas em ambientes clínicos, veja qual o resultado que diferentes palavras e frases têm em ajudar o paciente a se sentir confortável e facilitar o ritmo da conversa. Palavras e frases preferidas para assuntos delicados podem variar, dependendo da idade e dos antecedentes do paciente, por exemplo. Geralmente é melhor utilizar termos mais neutros como "ter relações sexuais" em vez de "fazer amor".

As pessoas também podem variar na forma com que preferem descrever a si mesmas e a seus relacionamentos. Por exemplo, considere os termos "homossexual", "*gay*" e "homens que mantêm relações sexuais com homens" – a terminologia utilizada muda ao longo do tempo, mas o objetivo de realizar um histórico sexual não é rotular as pessoas. O objetivo é reunir informações específicas para entender os relacionamentos de uma pessoa e quaisquer riscos para a sua saúde sexual. Tente ser vigilante para vieses inconscientes que você possa ter, em termos de fazer suposições sobre os relacionamentos e atividades sexuais da pessoa com base na sua própria educação e cultura. Também esteja atento de que pessoas que se autoidentificam como *gay*, lésbica, bissexual e transgênero podem ter sofrido discriminação e experiências negativas em atendimentos prévios; a linguagem que você utiliza é particularmente importante para demonstrar empatia e comprometimento em prover cuidado de alta qualidade.

Coleta de informações sobre relacionamentos

Perguntas iniciais não presumem o gênero do parceiro ou a natureza do relacionamento da pessoa; por exemplo:

"Você tem um parceiro regular?"
"Quantos outros parceiros você teve?"
"Quando foi o seu último contato sexual?"

As perguntas a seguir podem adicionar detalhes à informação já coletada:

"Isso foi com um homem, mulher ou ambos?"
"Você já teve um relacionamento sexual com um homem ou uma mulher?"

As implicações do problema sexual para o relacionamento do paciente também devem ser tratadas; por exemplo:

"Então a sua namorada não sabe que você tem essa secreção no seu pênis?"

Coleta de informações sobre atividades sexuais

Para estabelecer as implicações para a saúde da pessoa, é importante esclarecer detalhes; por exemplo, estabelecer se uma pessoa pode estar em risco de infecções transmitidas sexualmente ou uma gravidez indesejada. É útil formular questões:

- Refletindo as palavras do próprio paciente.
- Listando atividades sexuais.

"Você diz que fez sexo. Posso checar com você se isso significa que fez sexo oral, sexo vaginal ou sexo anal?"

Esclareça quaisquer termos não familiares:

"Nunca escutei esta expressão antes. Você pode me explicar o que ela significa?"

A forma com que as questões são estruturadas podem ajudar um paciente a se sentir mais confortável e com menor probabilidade de ser julgado. Por exemplo:

"Então, além da sua namorada fixa e da garota que conheceu no fim de semana, você fez sexo com mais alguém recentemente?"

Em vez de:

"Você traiu a sua namorada?"

Coleta de outras informações para prover um histórico sexual abrangente

Direcionar para o problema principal é um aspecto da coleta de informação. Para um histórico sexual mais abrangente, as informações a seguir podem ser incluídas:

- Natureza das atividades sexuais anteriores
- Métodos de contracepção e de proteção utilizados
- Doenças sexualmente transmissíveis anteriores, incluindo fatores relevantes, como viagens, consumo de bebidas alcoólicas e uso de drogas
- Gestações anteriores, abortos espontâneos ou provocados
- Idade da primeira experiência sexual
- Abuso sexual
- Problemas psicológicos
- Problemas psicossexuais (p. ex., ereção, ejaculação, perda do desejo sexual, dor durante a relação sexual)
- Regras e práticas culturais e religiosas.

Informações mais detalhadas sobre coleta de informações na construção de um histórico sexual podem ser encontradas em:

- *2013 UK National Guideline for Consultations Requiring Sexual History Taking*[2]
- *Guide to Taking a Sexual History*[3]

Exemplo de caso 4.1 — Um homem casado preocupado em ter contraído HIV.

José, 32 anos, teve relações sexuais durante uma viagem de negócios há 3 anos e agora está preocupado em ter contraído AIDS.

JOSÉ: *Tive suores noturnos e diarreia.*
ESTUDANTE: *Por quanto tempo?*
JOSÉ: *Os dois ao longo de toda a última semana.*
ESTUDANTE: *Você notou algum outro problema?*
JOSÉ: *Não consigo dormir, estou muito preocupado.*
ESTUDANTE: *Eu gostaria de fazer algumas outras perguntas. Você está em um relacionamento com alguém?*
JOSÉ: *Estou casado há 10 anos. Minha esposa não sabe que estou aqui.*
ESTUDANTE: *Você e sua esposa têm relacionamento sexual?*
JOSÉ: *De certa maneira. Não tem sido muito bom desde que tivemos nosso último filho, há 4 anos. Nunca estive com outra pessoa nesse período, exceto com uma prostituta naquela viagem.*
ESTUDANTE: *Preciso verificar se o senhor tem relações sexuais com a sua esposa.*
JOSÉ: *Ocasionalmente.*
ESTUDANTE: *Vocês usam algum meio de contracepção?*
JOSÉ: *Ela toma pílula e eu uso camisinha. Ela acha que sexo faz um pouco de bagunça.*
ESTUDANTE: *Há alguma outra forma de que algo possa ter sido passado para ela durante o sexo?*
JOSÉ: *Acho que não, ela não gosta de sexo oral.*
ESTUDANTE: *Que tipo de sexo o senhor fez com a prostituta?*
JOSÉ: *Penetração. Nós usamos camisinha, mas não consigo me lembrar se ela rompeu, eu tinha bebido.*
ESTUDANTE: *Penetração anal ou vaginal?*
JOSÉ: *Só pela frente.*
ESTUDANTE: *O senhor notou algum sintoma nos dias subsequentes a essa relação sexual?*
JOSÉ: *Como quais?*
ESTUDANTE: *Talvez uma secreção em seu pênis? Alguma dor? Alguma coceira?*
JOSÉ: *Não que eu me lembre. E também não sinto nada assim agora de qualquer forma.*
ESTUDANTE: *Você já havia feito exames para AIDS ou outras doenças sexualmente transmissíveis?*
JOSÉ: *Não.*

Pontos-chave

- Apoiar uma pessoa ao abordar tópicos difíceis envolve:

  - Ajudar a pessoa a abordar o assunto
  - Demonstrar disposição para ouvir
  - Responder com empatia

- Estar atento ao que a situação significa para o paciente é a chave para uma discussão efetiva
- Discutir saúde sexual é importante para muitos pacientes, em muitos contextos, em diferentes momentos da vida
- Ser claro sobre a informação necessária e estar preparado para fazer perguntas específicas ajuda na discussão de tópicos sexuais, assim como outros tópicos difíceis e delicados.

Referências bibliográficas

1. Rogers CR. Client-centered therapy: its current practice, implications and theory. Boston: Houghton Mifflin; 1951.
2. Brook G, Bacon L, Evans C, et al. 2013 UK national guideline for consultations requiring sexual history taking. Clinical Effectiveness Group, British Association for Sexual Health and HIV; 2013. Accessed at: http://www.bashh.org/documents/Sexual%20History%20Guidelines%202013%20final.pdf.
3. US Department of Health and Human Services Centers for Disease Control and Prevention. A guide to taking a sexual history. CDC Publication; 2005. 99-8445. Accessed at: https://www.cdc.gov/std/treatment/sexualhistory.pdf.

5 | Como Compartilhar Informações
Lorraine Noble, Marget Lloyd, Robert Bor

> *As informações obtidas com base em anamnese, exame físico e exames complementares irão permitir o diagnóstico e um plano de cuidado para a maioria dos pacientes.*
>
> *A importância de se compartilhar informações com pacientes foi ressaltada pelo General Medical Council do Reino Unido em sua lista de deveres de um médico:*[1]
>
> - *Você deve dar aos pacientes a informação que eles querem ou precisam de uma forma que possam compreender*
> - *Você deve trabalhar em parceria com os pacientes, compartilhando informações que eles precisarão para tomar decisões sobre seu cuidado.*

No Reino Unido, o National Health Service (NHS) Patient Experience Framework define que as pessoas precisam ter informações sobre seu:[2]

- Estado clínico
- Evolução
- Prognóstico
- Processo de cuidado.

A fim de facilitar:

- Autonomia
- Autocuidado
- Promoção da saúde.

Somado a isso, o NHS National Quality Board ressaltou os elementos presentes em uma boa experiência de cuidado (Tabela 5.1).[3]

A forma como a informação é compartilhada com pacientes mostrou ter impacto profundo em diversos resultados do cuidado, incluindo:[4-7]

- Satisfação com o cuidado provido pelo médico
- Capacidade de entender e recordar informações sobre o problema e o plano de ação
- Envolvimento e satisfação com decisões sobre o tratamento
- Nível de ansiedade e estresse
- Adesão ao plano de tratamento a longo prazo
- Uso de serviços de saúde (p. ex., tempo passado no hospital, necessidade para analgésicos).

> **Tabela 5.1** O que é uma boa experiência de cuidado?[3]
>
> Todos os usuários de serviços de saúde devem poder afirmar:
>
> - Estou envolvido como participante ativo em meu tratamento
> - Sou tratado como um indivíduo – minhas necessidades, meus valores e minhas preferências são respeitados
> - As pessoas que proveem o meu cuidado reconhecem que sou o especialista em mim mesmo
> - Tenho acesso à informação que preciso, que é apresentada de maneira adequada para mim
> - A comunicação é adaptada para mim e é fornecida com cuidado e compaixão
> - Tenho oportunidade e tempo de fazer perguntas e ter conversas sobre meu cuidado, tratamento e suporte
> - Tenho acesso ao suporte que preciso, incluindo suporte emocional e prático.

Pesquisas com pacientes comprovaram que a comunicação de informações tem melhorado ao longo do tempo, mas ainda há deficiências ou falhas no fato de os pacientes nem sempre:[8]

- Receberem do médico uma resposta que são capazes de compreender, ao fazer perguntas importantes
- Estarem envolvidos tanto quanto gostariam em decisões sobre cuidado e tratamento
- Receberem uma explicação completa sobre o que será feito durante uma cirurgia ou procedimento
- Receberem as informações sobre o que devem ou não devem fazer após deixarem o hospital
- Terem uma discussão sobre quaisquer outros serviços de saúde ou sociais que possam necessitar
- Receberem suporte emocional suficiente durante a internação.

Além disso, mais de um em cinco pacientes em um hospital sentem que médicos conversaram em sua frente como se eles não estivessem ali.[8]

Preparo para o compartilhamento de informações

Imagine que você é um médico atendendo o Sr. Francisco:

O Sr. Francisco, de 50 anos, apresenta histórico de azia há 2 meses, com ocasionais dores no peito, que pioram após refeições, particularmente após refeições noturnas. Ele tem um histórico de úlcera gástrica há 10 anos. Exames realizados incluem uma endoscopia que confirmou o diagnóstico de hérnia de hiato. Plano de tratamento recomendado: mudanças no estilo de vida e nos hábitos alimentares, perda de peso e medicação.

Você se sente pronto para conversar com o Sr. Francisco?

O que você poderia fazer antes da consulta?

Compartilhar informação com pacientes sobre sua condição e opções de tratamento é parte importante do processo de cuidado. A consulta pode ser a única oportunidade que você tem para discutir isso com paciente. Se for solicitado que você dê uma palestra, normalmente prepararia seu material com antecedência. De maneira similar, é útil preparar um plano para a consulta antes de encontrar-se com o paciente.

1. Deixar clara para você mesmo a informação que planeja compartilhar

Ter conhecimento acurado e abrangente da condição médica e de possíveis opções de tratamento é um pré-requisito para prover uma explicação a outra pessoa. Quais são os pontos-chave que gostaria de abordar? Quanto tempo levará a consulta e como você distribuirá o tempo?

2. Considerar o que a pessoa já sabe

Você pode já ter tido conversas com o paciente sobre o que o problema pode ser ou um colega pode ter registrado no prontuário o que ele já discutiu com o paciente. Se você sabe qual é o ponto de partida da pessoa e quaisquer preocupações que ela tenha mencionado previamente, pode se basear nisso. No entanto, você pode não ter informações sobre o que a pessoa já sabe ou sobre quais são suas preocupações.

3. Pensar sobre as possíveis questões que serão feitas a você

As pessoas frequentemente querem saber:

- Como surgiu o problema?
- O que está causando os sintomas?
- Isto é sério?
- Irá melhorar sozinho?
- Quanto tempo dura o tratamento?
- Qual o efeito que isto terá sobre o meu dia a dia?

4. Traduzir jargões médicos

Sem usar qualquer jargão médico, você consegue explicar o que é uma "hérnia de hiato"?

Durante a formação médica, os estudantes se tornam imersos em uma linguagem que não é compartilhada pela maioria da população. Uma característica particular desse processo de socialização é que o jargão é dado antes, seguido de uma explicação sobre o que significa, como em: "Na aula de hoje iremos falar de 'hérnia de hiato'. Isto é, quando parte do estômago se comprime por uma abertura...". Infelizmente, essa não é a melhor maneira de oferecer informação a alguém que tenha apenas um contato breve e ocasional com o jargão médico. O princípio:

"Dado antes da notícia"[9]

Descreve de maneira sucinta uma forma mais efetiva de prover informação, que é:

- Começar pelo que a pessoa já sabe
- Construir a partir disso novas informações.

Para evitar o uso de jargões médicos ao se preparar para uma consulta, uma estratégia é considerar como você explicaria a condição e/ou tratamento a uma pessoa muito mais nova que você, por exemplo:

Em vez do Sr. Francisco, imagine que o paciente é Carlinhos, um menino de 12 anos. Como você explicaria a condição para ele?

Isso provavelmente irá reduzir qualquer tentação em usar palavras como "diafragma" e "esôfago" na explicação. Considere o uso de algum recurso visual, como figuras ou modelos anatômicos, que pode ser útil. Quando você conhecer o Sr. Francisco, pode descobrir que ele é um professor de ciências ou que acaba de chegar ao país com o inglês como segunda língua, então vale a pena ter em mente alguma flexibilidade sobre como será a escolha de palavras da sua explicação.

A importância de evitar jargão *enquanto você está explicando o problema* não pode ser subestimada. As pessoas frequentemente estão preocupadas com o que pode estar errado, e a ansiedade dificulta que o cérebro processe e se recorde da informação – o que é exacerbado quando o material é difícil de absorver. Além disso, enquanto a pessoa está tentando decodificar um jargão, outros aspectos da explicação podem ser perdidos. Manter as mensagens concisas e simples no início oferece uma base sólida, sobre a qual a discussão subsequente pode ser construída.

Além de *explicar* sua condição ao paciente, é preciso que ele saiba o *nome* daquilo que apresenta. É importante que os pacientes saibam os nomes médicos dos elementos a seguir:

- Sua condição
- Procedimentos
- Tratamentos

Isso pode ajudar a pessoa a buscar novas informações, ou reconhecer palavras usadas por outros profissionais da saúde em diferentes momentos de seu cuidado. Geralmente, é mais efetivo nomear o problema e o tratamento após a explicação ter fornecido uma estrutura para ajudar a pessoa a compreendê-lo. Por exemplo:

"As infecções respiratórias e a dificuldade que você tem para respirar são provocadas por um problema com seus pulmões. Suas vias respiratórias estão estreitas, o que tem reduzido o fluxo de ar para dentro e para fora de seus pulmões. Podemos chamar isso de doença pulmonar obstrutiva crônica ou DPOC, como abreviação."
"Então, considerando que a sua glândula tireoide não está produzindo a quantidade adequada deste hormônio, tirotoxina, o tratamento recomendado é um medicamento. Isso simplesmente substitui o hormônio que seu corpo não está produzindo. Você irá tomar um comprimido por dia. E esse medicamento se chama levotiroxina."

Compartilhamento de informações durante a consulta

De maneira similar a uma anamnese em que você está coletando informações, é útil ter uma estrutura para seguir durante a consulta quando estiver compartilhando informações (Tabela 5.2).

1. Esclarecer o propósito do encontro

Após as apresentações, começar recapitulando os pontos-chave sobre o que aconteceu até este momento ajuda a orientar a discussão.

DR. PAULO: *Então, para recapitular, o senhor veio por conta da azia que vem tendo, e fez um exame endoscópico?*
FRANCISCO: *Sim.*
DR. PAULO: *Posso contar o que encontramos e podemos conversar sobre como podemos tentar nos livrar desses sintomas.*
FRANCISCO: *Tudo bem, parece bom.*

| Tabela 5.2 | Passos para o compartilhamento de informação durante a consulta. |

- Apresente-se e esclareça o propósito do encontro de hoje
- Verifique a compreensão da pessoa sobre a situação/condição

    - Estabeleça quaisquer preocupações ou dúvidas particulares

- Explique o diagnóstico de maneira que a pessoa possa compreender

    - *Divida* a informação em partes
    - *Verifique* a compreensão após cada parte

- Verifique a compreensão da pessoa sobre a explicação
- Descubra as preocupações da pessoa e aborde-as
- Explique as opções de tratamento ou o plano de cuidado de forma que a pessoa possa compreender

    - *Divida* a informação em partes
    - *Verifique* a compreensão após cada parte

- Verifique a compreensão da pessoa sobre a explicação
- Descubra as preocupações da pessoa e aborde-as
- Resuma e combine um plano imediato

2. Verificar a compreensão da pessoa sobre a condição

O objetivo é estabelecer o que a pessoa já sabe, ou suspeita, e quaisquer preocupações e aflições que ela possa ter. Alguns exemplos de questões são:

"Alguém disse algo até agora sobre o que pode estar errado?"

"Você tem alguma pergunta para mim agora?"

"Há algo em particular com que você esteja preocupado?"

Frases para se evitar são aquelas que usam o título desta seção, por exemplo, "Você pode me contar o que você entende sobre a sua condição?" ou perguntas bruscas como "O que você acha que há de errado com você?".

DR. PAULO: *Eu estava me perguntando se você mesmo tinha alguma ideia do que poderia estar errado, ou algo com que você esteja preocupado?*

FRANCISCO: *Bem, porque tive uma úlcera algum tempo atrás, eu me pergunto se ela voltou. Tenho um amigo que ficou muito doente por uma úlcera que rompeu.*

3. Explicar o diagnóstico de uma forma que a pessoa entenda
Ao fazer isso é importante:

- Fornecer a informação mais importante primeiro
- Usar palavras curtas e frases curtas
- Evitar jargões médicos como parte da explicação
- Utilizar termos médicos quando for necessário (p. ex., diagnóstico, procedimento, tratamento) e se oferecer para escrevê-los
- Ser específico – informação vaga apenas aumenta a ansiedade.

DR. PAULO: Nenhum dos testes que o senhor fez mostrou uma úlcera no estômago. Ela não voltou, mas os testes mostraram qual é o problema. A azia e dor no peito que você vem sentindo ocasionalmente se devem ao ácido do seu estômago subindo para sua garganta, e isso causa uma irritação no local. Vou mostrar uma figura... Este é seu estômago, com o ácido para digerir o seu alimento. Há uma válvula ali, que impede o ácido de subir. Mas um pouco tem conseguido sair, então, a válvula não está funcionando de maneira adequada e o ácido está subindo. Chamamos isso hérnia de hiato. O senhor já ouviu algo sobre isso antes?

FRANCISCO: *Já ouvi esse nome. Acho que minha avó teve, mas não tenho muito conhecimento, na verdade.*

DR. PAULO: *Está fazendo sentido até aqui?*

FRANCISCO: *Sim. Então por que piora após as refeições?*

DR. PAULO: *Porque é quando o estômago produz mais ácido.*

FRANCISCO: *Certo.*

DR. PAULO: *É quando o ácido está irritando sua garganta e causando dor.*

FRANCISCO: *Certo, isto está causando a dor.*

4. Certificar-se de que a pessoa compreendeu e abordar quaisquer preocupações

Ao fim de uma consulta, é útil fazer um balanço antes de passar para o próximo tópico.

DR. PAULO: *Então eu gostaria de checar se o senhor está satisfeito com tudo antes de passarmos para a parte em que falamos sobre o que podemos fazer sobre isso. O senhor gostaria que eu revisasse alguma coisa?*

FRANCISCO: *Não, tudo faz sentido.*

DR. PAULO: *Alguma outra pergunta para mim?*

FRANCISCO: *Não posso tirar tempo de folga no trabalho. Você não vai me dizer que eu preciso de uma cirurgia ou algo assim?*

DR. PAULO: *Não, não vou.*

5. Explicar as opções de tratamento ou manutenção de uma forma que a pessoa entenda

Considere esta explicação:

DR. PAULO: *Agora, vou explicar como podemos tentar nos livrar dos sintomas. Acredito que ajudaria se o senhor perdesse um pouco de peso. O seu índice de massa corpórea (IMC) é mais alto do que deveria para um homem da sua idade, o que provavelmente está tornando o problema pior. O senhor terá menos probabilidade de sentir dor se conseguir comer pequenas refeições regularmente. Por exemplo, em vez de uma grande refeição à noite, sugiro que tome um bom café da manhã (incluindo algum cereal ou torrada), talvez um almoço leve, com sanduíches, e então o senhor ingere a sua refeição da noite, que deve ser menor do que o normal. Algumas comidas e bebidas podem piorar os seus sintomas. O senhor precisa diminuir o consumo de café e álcool. Sugiro que durma com três travesseiros, porque assim é menos provável que o ácido do seu estômago suba pela sua garanta quando estiver deitado. Por fim, vou prescrever alguns comprimidos que irão fazer com que seu estômago diminua a produção de ácido; o senhor deve tomar um a cada manhã.*

Se você estivesse no lugar do Sr. Francisco:

- Esses conselhos seriam relevantes?
- Você conseguiria se lembrar de todos os conselhos?
- Você acha que seguiria todas as sugestões?
- Você está satisfeito com os conselhos?

Aqui estão mais informações sobre o Sr. Francisco:

Trabalho como motorista de caminhão de longas distâncias. Frequentemente dirijo de São Paulo a Salvador e volto. Os dias são longos, particularmente quando o tráfego é imprevisível. Geralmente tento pegar a estrada assim que eu acordo, para evitar o tráfego da manhã. Fico sentado a maior parte do dia. Eu geralmente faço as refeições nos postos de gasolina onde os caminhões param. Não bebo café, porque eu precisaria ir ao banheiro o dia todo. Não bebo álcool – não gosto e não poderia arriscar por conta do meu trabalho. Após um longo dia de trabalho, minha comida é temperada com muita pimenta. Não gosto de tomar comprimidos, mas tomarei se isso for acabar com a azia. Ela tem me mantido acordado à noite.

A informação é mais facilmente assimilada quando fornecida em porções menores. Sinalizadores são úteis para prover estrutura.

DR. PAULO: *Para lidar com este problema, precisamos deixar o seu ácido estomacal sob controle. Uma das coisas que podemos fazer é olhar para o que você come e quando come. Outra coisa é pensar em alguma medicação. Isso é em curto prazo, coisas que podemos fazer agora. Podemos também olhar para o longo prazo.*
FRANCISCO: *Tudo bem.*
DR. PAULO: *Então, há várias coisas que o senhor poderia fazer. Ajudaria se passássemos por elas uma de cada vez?*
FRANCISCO: *Sim, com certeza.*
DR. PAULO: *Começando com o que o senhor come e bebe. O que o senhor geralmente come e bebe, e quando, afeta a quantidade de ácido que seu estômago produz.*

6. Verificar se a pessoa compreendeu e abordar quaisquer preocupações

Em direção ao fim da consulta, o objetivo é consolidar o que foi discutido e verificar se a informação fornecida satisfaz as necessidades do paciente.

DR. PAULO: *Talvez o senhor pudesse me contar como se sente sobre isso.*
FRANCISCO: *Bem, estou feliz que não preciso de uma cirurgia. Vou pensar sobre a comida e a bebida, para ver se consigo encontrar na estrada coisas que não sejam tão irritantes para o meu estômago.*
DR. PAULO: *Posso dar mais informações sobre alimentos que levam a menor probabilidade de seu estômago produzir muito ácido.*
FRANCISCO: *E posso tomar os comprimidos. Eles não têm nenhum efeito colateral, têm? Preciso manter minha capacidade de atenção na estrada.*

7. Resumir e combinar um plano imediato

O resumo neste tipo de consulta é menos detalhado do que em uma consulta para coletar informações. O objetivo aqui é esclarecer o que foi acordado. Isso normalmente inclui:

- Ações que você concordou em fazer (p. ex., pedir alguns exames para a pessoa)
- Ações que o paciente concordou em fazer (p. ex., tentar o plano de cuidado por um mês)
- Próximos passos (p. ex., quando o paciente deve marcar uma consulta de acompanhamento)
- Rede de segurança – razões pelas quais o paciente deve buscar ajuda rapidamente e não esperar pela consulta de acompanhamento agendada.

A maneira como você faz isso é flexível: algumas vezes pode ser preferível fornecer um resumo por itens; em outros momentos pode ser melhor perguntar ao paciente o que ele planeja fazer como resultado da discussão que tiveram. Este momento muitas vezes é mal interpretado como uma oportunidade para o médico simplesmente repetir quaisquer recomendações dadas. Esse não será o propósito da consulta. Há muitas evidências que demostram uma diferença entre as recomendações dadas e o que de fato acontece depois.[10] O objetivo é checar o que ficou acordado – em particular o que o paciente está levando da discussão e o que pretende seguir.

DR. PAULO: *Vamos revisar o plano de cuidado?*
FRANCISCO: *Sim.*
DR. PAULO: *Farei a prescrição e o senhor vai...*
FRANCISCO: *Observar o que estou comendo e dormir com três travesseiros. Para ser honesto, acho que a perda de peso é um pouco mais complicada, mas vou pensar sobre isso.*
DR. PAULO: *Vamos ver como o senhor vai estar após 1 mês, aproximadamente. Se a dor no peito piora, ou se está diferente.*
FRANCISCO: *Ah sim, claro... Se a dor no peito for diferente, devo vir vê-lo antes.*
DR. PAULO: *Cobrimos tudo?*
FRANCISCO: *Sim, está bom.*

Discussão sobre incerteza e risco

Cuidado médico nem sempre tem um resultado seguro. Incerteza sobre o curso de uma condição médica ou os efeitos do tratamento é uma parte fundamental da realidade do cuidado à saúde. A incerteza é, no entanto, inquietante e frustrante para muitos de nós. Quando temos problemas de saúde, esperamos que os profissionais saibam exatamente o que há de errado e possam prover uma cura definitiva. De maneira similar, os médicos preferem poder dizer: *"Este tratamento irá definitivamente curar o problema"* em vez de *"Posso oferecer este tratamento, mas não posso dizer se irá funcionar ou não"* ou *"Sua saúde pode ser afetada a longo prazo, mas não temos como saber"*. Médicos frequentemente precisam discutir incertezas com pacientes, e então vale a pena apontar o efeito emocional – a sensação de frustração experimentada por médico e paciente durante essas conversas.

Há tipos diferentes de incertezas, por exemplo:

- Algo que pode ser descoberto ao buscar mais informações; por exemplo, um teste para determinar se um nódulo é canceroso
- Algo que não pode ser descoberto; por exemplo, daqui a quanto tempo a demência do paciente será grave o suficiente para que não reconheça membros da família.

Estar atento ao tipo de incerteza que está sendo discutido é importante para ajudar você a decidir como responder. Há algo *prático* que você possa fazer ou você precisa responder às *emoções* que surgiram? Por exemplo:

"Pelo que me contou, não tenho certeza sobre o diagnóstico. Gostaria de encaminhar você para um especialista."
"Infelizmente, não sei se para você a condição ficará estável por algum tempo ou se irá piorar muito rapidamente. Sinto muito, eu sei que não era isso o que esperava escutar."

Médicos precisam discutir a probabilidades de resultados, como parte das discussões para ajudar o paciente a tomar decisões sobre o tratamento. Frequentemente essas probabilidades são chamadas riscos. Um risco é normalmente definido como a probabilidade de um evento adverso, como a chance de uma pessoa que fuma desenvolver câncer de pulmão ou as chances de complicações de uma pessoa sendo submetida a uma cirurgia. Prover informações sobre os riscos permite que a pessoa tome uma decisão informada sobre o curso de ação. Se ela sabe que um tratamento tem grandes chances de sucesso e um baixo risco de complicações, isso geralmente irá se tornar uma opção mais atrativa que um tratamento diferente, com poucas chances de sucesso e alto risco de complicações. Entretanto, se o único tratamento disponível tem uma baixa chance de sucesso e um alto risco de complicações, a pessoa ainda pode pesar se esse risco vale ou não a pena. Isso pode depender do quão insuportáveis são os sintomas atuais.

Quando toma decisões em situações em que há riscos, a pessoa deve considerar:

- *Frequência*: Quão provável é o evento? Por exemplo, você tomaria um medicamento de uso diário que provavelmente deixaria seu sono perturbado uma vez ao mês? E se provavelmente deixasse seu sono perturbado várias vezes na semana?
- *Gravidade*: Qual o impacto do evento? Por exemplo, você faria uma cirurgia em sua mão dominante, que provavelmente provocaria uma sensação temporária de formigamento por aproximadamente 1 semana? E se fosse uma dormência temporária por aproximadamente 1 semana?
- *Circunstâncias individuais*: Quais são as implicações para o indivíduo em seu contexto particular? Por exemplo, imagine que você é uma mulher que tem tido dor pélvica crônica e que uma das opções de tratamento é uma cirurgia para remover o útero (histerectomia). O que pode determinar se esse é um tratamento que você consideraria?

Discutir riscos frequentemente é difícil, porque as decisões que resultam da informação não são tão diretas. Oferecer uma estrutura para a conversa, reconhecer que a discussão envolve incertezas e que a pessoa pode precisar de mais tempo para tomar uma decisão pode ajudar (Tabela 5.3).

Pesquisas considerando como discutir risco efetivamente produziram algumas recomendações (Tabela 5.4).[11,12] É claro que simplesmente utilizar descrições verbais (como "muito comum", "comum" e "raro") é problemático, pois as pessoas têm visões bastante distintas acerca do que esses termos significam.[13] A forma como a informação numérica é apresentada também influencia a percepção do risco, particularmente se for apresentada junto a uma opinião (p. ex., *"A taxa de sucesso é excelente – a cirurgia é bem-sucedida para 7 entre 10 pessoas, e apenas 6 entre 10 pessoas têm complicações de longo prazo"*). O objetivo é prover informação clara e sem viés, para que a pessoa esteja suficientemente informada para tomar a decisão correta para ela (veja mais no Capítulo 6), e não ser deixada desorientada por uma grande carga de informações complexas.

Tabela 5.3 Etapas de diálogos para discussão de riscos.

- Estabeleça o que o paciente já sabe e com o que está preocupado
- Combine uma agenda ou lista de tópicos
- Adapte a informação ao indivíduo ("você")
- Apresente a informação de modo compreensível
- Reconheça a incerteza
- Reconheça o desapontamento da pessoa com o fato de não haver um resultado positivo definitivo
- Esteja atento às necessidades da pessoa por informação e por cuidado emocional
- Transmita a informação em etapas: não sobrecarregue
- Encoraje o uso do tempo necessário para deliberar antes da decisão

Tabela 5.4 Estratégias para discussão de risco.

- Seja cuidadoso com o uso de palavras sem qualificação (p. ex., frequentemente, raramente)
- Use números na forma de frequências naturais, e não em porcentagens (p. ex., 3 em cada 10 pessoas, e não 30%)
- Use pequenos denominadores quando possível (p. ex., "4 em cada 10 pessoas" e não "40 em cada 100 pessoas")
- Forneça riscos absolutos em vez de riscos relativos (p. ex., "o risco é de 1 em 1 milhão com o tratamento A e de 2 em 1 milhão com o tratamento B", e não "o risco do tratamento B é o dobro do tratamento A")
- Esteja atento ao enquadramento positivo ou negativo (p. ex., compare: "o tratamento é bastante efetivo – 80% das pessoas se recuperam" com "o tratamento não tem grande sucesso – 20% das pessoas não se recuperam")
- Suplemente a explicação verbal com outros meios, por exemplo, figuras ou diagramas

Informação por escrito

Alguns estudos demonstram que ter informações suplementares além da conversa face a face durante a consulta pode ser útil para a pessoa. Isso pode ser na forma de folhetos, cópias de cartas, recursos da internet, cópias escritas ou gravações em áudio da consulta ou acesso *on-line* dos registros feitos pelo médico.[14-16] Esses materiais podem suplementar a explicação verbal e prover informação em uma forma que a pessoa possa ter acesso ao longo do tempo. Evidências mostram que informação suplementar, apresentada de forma apropriada, aumenta a compreensão e a capacidade de recordar dos pacientes.

Informação por escrito para os pacientes deve:[17]

- Ser fácil de ler – use palavras e frases curtas
- Usar linguagem simples e cotidiana
- Usar voz ativa em vez de voz passiva; como "acreditamos" em vez de "acredita-se"
- Idealmente prover informação adaptada ao paciente em vez de informações gerais
- Incluir informações sobre os problemas que estão afetando a qualidade de vida e o cotidiano da pessoa
- Entender e satisfazer as necessidades da pessoa.

Pontos-chave

- A forma como a informação é compartilhada com pacientes tem um impacto profundo na experiência que a pessoa tem do cuidado e na habilidade de se lembrar e usar a informação discutida
- Elementos-chave são planejar antes da consulta e focar-se em compartilhar a informação de uma forma que seja compreensível e satisfaça as necessidades do paciente individual
- Discutir risco e incerteza envolve atenção às necessidades emocionais e de informação do paciente
- Informação suplementar pode ajudar a pessoa a compreender e relembrar informações discutidas em uma consulta.

Referências bibliográficas

1. General Medical Council. Good medical practice. London: General Medical Council; 2013.
2. National Quality Board. Patient experience framework. London: Department of Health; 2012.
3. National Quality Board. Improving experiences of care: our shared understanding and ambition. England: Leeds: NHS; 2015.
4. Silverman J. Information sharing shared F decision-making. In: Brown J, Noble LM, Papageorgiou A, editors. Clinical communication in medicine. Chichester: John Wiley and Sons; 2016.
5. Silverman J, Kurtz S, Draper J. Explanation and planning. 3rd ed In: Skills for communicating with patients. Boca Raton: FL: CRC Press; 2013.
6. Stacey D, Légaré F, Lewis K, et al. Decision aids for people facing health treatment or screening decisions. Cochrane Database Syst Rev 2017;4. CD001431.
7. Ley P. Communicating with patients: improving communication, satisfaction and compliance. London: Chapman & Hall; 1988.
8. Care Quality Commission. NHS Patient Survey Programme: 2015 Adult inpatient survey: statistical release. Newcastle upon Tyne: Care Quality Commission; 2016.
9. Pinker S. The sense of style: the thinking person's guide to writing in the 21st century. New York: Penguin Books; 2014.
10. Noble LM. Doctor–patient communication and adherence to treatment. In: Myers L, Midence K, editors. Adherence to treatment in medical conditions. Amsterdam: Harwood Academic Publishers; 1998.
11. Gigerenzer. Reckoning with risk. London: Penguin Books; 2002.
12. Joekes K. Communicating about risk uncertainty. In: Brown J, Noble LM, Papageorgiou A, editors. Clinical communication in medicine. Chichester: John Wiley and Sons; 2016.
13. Berry D, Raynor T, Knapp P, et al. Over the counter medicines and the need for immediate action: a further evaluation of the European Commission recommended wordings for communicating risk. Patient Educ Couns 2004;53:129-134.
14. Noble LM. Written communication. In: Ayers S, Baum A, McManus C, editors. Cambridge handbook of psychology, health and medicine. Cambridge: Cambridge University Press; 2007.
15. Pitkethly M, MacGillivray S, Ryan R. Recordings or summaries of consultations for people with cancer. The Cochrane Library; 2008.
16. Delbanco T, Walker J, Bell SK, et al. Inviting patients to read their doctors' notes: a quasi-experimental study and a look ahead. Ann Intern Med 2012;157(7):461-470.
17. Patient Information Forum. Creating health information that works: best practice and key steps. London: Patient Information Forum; 2016.

Como Compartilhar o Processo de Decisão

Lorraine Noble

6

"O paciente, ou pessoa recebendo cuidado, deve estar no coração da tomada de decisão."[1]

Neste capítulo, vamos considerar:

- O processo envolvido em compartilhar a tomada de decisão
- Formas de aumentar a efetividade das consultas em apoiar os pacientes na tomada de decisões sobre o cuidado à sua saúde.

Heloísa, 25 anos, grávida pela primeira vez, está na 15ª semana de gestação. Como parte de seu acompanhamento pré-natal, ela fez um exame de sangue. Disseram a ela que o bebê tem alto risco de síndrome de Down. Foi oferecida a ela a realização de um teste chamado amniocentese.

- Qual você imagina que será a reação inicial de Heloisa?
- O que ela pode esperar da consulta?
- O que você acredita que a ajudaria a tomar uma decisão?

Algumas decisões médicas são fáceis de serem tomadas – por exemplo, uma situação em que:

- Há apenas uma opção de tratamento
- A cura é garantida
- O tratamento é fácil e funciona rapidamente
- A pessoa obterá um benefício definitivo (p. ex., resolução dos sintomas)
- Não há riscos relacionados com o tratamento.

Com qual probabilidade você optaria por um tratamento dentro dessas circunstâncias? A maior parte das pessoas provavelmente irá seguir um plano de cuidado em que os benefícios claramente superam os riscos. Podemos descrever isso como uma opção de tratamento "esmagadoramente positiva". No entanto, muitas decisões não são tão fáceis. Considere como você reagiria se tivesse uma condição médica e dissessem que o tratamento recomendado:

- Tem 50% de chance de cura, mas 15% de chance de uma complicação
- Irá quase certamente curar a condição, mas envolverá visitas semanais ao hospital por 2 anos, mais tempo adicional de autocuidado diário.

Nessas circunstâncias as pessoas tendem a pesar se:

- A condição é suficientemente séria ou disruptiva para a vida cotidiana para que compense seguir o plano de cuidado
- O resultado será significativamente melhor tendo seguido o tratamento

- Os custos (p. ex., tempo, esforço, mudança da rotina, riscos à saúde) não serão excessivos
- O balanço dos custos e benefícios favorecerá a adesão ao tratamento.

Isso pode parecer incongruente – certamente pacientes seguem recomendações médicas e realizam o tratamento prescrito como recomendado pelo seu médico? Há evidências consideráveis de que a adesão às recomendações médicas frequentemente fica aquém do que os médicos esperam. A adesão é afetada pelas percepções das pessoas de riscos à sua saúde, dos benefícios percebidos e dos custos de realizar o tratamento, além da comunicação com o médico.[2-4]

Essa tendência de pesar um número de fatores pode fazer a tomada de decisão parecer um processo simples de analisar prós e contras e fazer uma escolha "lógica". No entanto, muitas decisões relativas à saúde têm um componente emocional. Pacientes podem se sentir:

- Assustados pela condição e/ou tratamento
- Desconfortáveis em tomar decisões em um contexto não familiar (ambiente de atendimento médico)
- Frustrados caso não haja uma opção de tratamento bastante positiva
- Desapontados porque o médico não pode curá-los.

No exemplo anterior, está sendo oferecido à paciente um teste que envolve riscos à gravidez. A paciente terá de pesar as opções e como cada uma oferece um perfil diferente de risco/benefício. Algumas questões que o médico pode pensar planejando a consulta estão descritas na Tabela 6.1. Se você fosse o médico prestes consultar essa paciente, considere qual informação precisaria e como a abordaria na consulta.

Autonomia do paciente na tomada de decisão

O conceito de autonomia do paciente é central para esta discussão: o direito das pessoas de tomarem decisões sobre sua própria saúde e tratamento. É importante considerar como a tomada de decisão no cuidado médico mudou ao longo do tempo para mostrar a gama de abordagens que já foram utilizadas (Tabela 6.2).

Historicamente, serviços médicos estavam disponíveis apenas para aqueles que podiam pagar. Estes eram frequentemente clientes ricos, que buscavam e requisitavam o tratamento que eles queriam, resultando em uma abordagem "consumista" da assistência à saúde.[5] Ao mesmo tempo que a Medicina evoluiu como uma profissão regulamentada, médicos foram percebidos como detentores do conhecimento, experiência e *status* para tomar decisões sobre o cuidado. Nesse contexto, no relacionamento médico-paciente, era esperado que o

Tabela 6.1 Questões a serem consideradas em uma consulta para tomada de decisão.

- O que o paciente está esperando da consulta de hoje?
- O que o paciente sabe sobre a sua condição de saúde?
- Quais são as prioridades e objetivos do paciente?
- O que o paciente sabe sobre as opções disponíveis?
- O paciente tem preferências?
- Quais questões e preocupações o paciente tem?
- O que é mais importante para o paciente?
- De que apoio o paciente precisa para tomar uma decisão?

Tabela 6.2 Desenvolvimento histórico da tomada de decisão no cuidado à saúde.

Modelo	Papel do paciente	Papel do médico
Consumista	Requisita e paga pelo tratamento	Prove o tratamento requisitado
Médico como especialista	Cumpre o tratamento prescrito	Escolhe o tratamento Provê informações e recomendações
Consentimento informado	Compreende riscos Concorda com o tratamento Cumpre o tratamento prescrito	Escolhe o tratamento Fornece informação e recomendações Explica os riscos
Tomada de decisão compartilhada	Fornece informações sobre prioridades e objetivos Escolhe o tratamento preferido	Fornece informações sobre opções de tratamento, benefícios e riscos Apoia a tomada de decisão

paciente fosse relativamente passivo, sendo seu papel restrito a seguir os procedimentos ou tratamentos, com os quais ele não concordou ou sobre os quais foi informado inadequadamente. O conceito de "consentimento" foi introduzido para assegurar que o médico havia obtido permissão do paciente; por exemplo, antes de coletar sangue ou conduzir um exame pélvico. O "consentimento informado" é um conceito médico-legal introduzido para assegurar que os pacientes foram informados dos riscos do tratamento, particularmente com relação a potenciais complicações de uma cirurgia.

Considere as frases "consentindo o paciente" e "obtendo consentimento informado". Você sente que estas implicam que o paciente tem um papel ativo ou passivo na tomada de decisões sobre o seu cuidado?

A noção de que ambos, médico e paciente, são especialistas em suas próprias áreas[6] e o crescimento da expectativa de que as pessoas têm acerca do direito de tomar decisões sobre o cuidado à sua saúde[7,8] levaram a um modelo mais colaborativo de tomada de decisão, que é comumente conhecido como tomada de decisão compartilhada.

O que é tomada de decisão compartilhada?

Tomada de decisão compartilhada pode ser definido como ajudar a pessoa a desenvolver uma decisão informada que represente sua preferência.[9] Este é o processo por meio do qual médicos e pacientes trabalham juntos para:[10]

- Esclarecer objetivos
- Compartilhar informações sobre opções e resultados
- Chegar a um acordo mútuo sobre o melhor plano de ação ou de cuidado.

Essa abordagem assume que ambos, paciente e médico, têm conhecimentos para contribuir com a discussão (Figura 6.1). Neste modelo, o paciente toma a decisão sobre o plano de cuidado, tendo sido:

- Informado
- Apoiado para tomar uma decisão.

Componentes da tomada de decisão compartilhada são mostrados na Tabela 6.3.

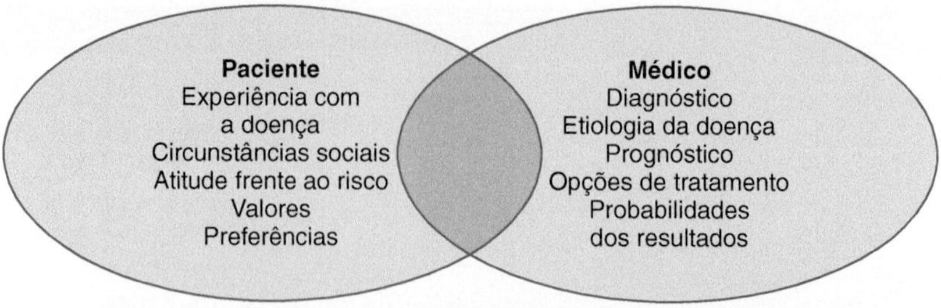

Paciente
Experiência com
a doença
Circunstâncias sociais
Atitude frente ao risco
Valores
Preferências

Médico
Diagnóstico
Etiologia da doença
Prognóstico
Opções de tratamento
Probabilidades
dos resultados

Figura 6.1 Áreas de especialidade de pacientes e médicos.[10]

Tabela 6.3 Componentes essenciais da tomada de decisão compartilhada.[10]

- Prover ao paciente informações confiáveis, balanceadas e baseadas em evidências, sobre:
  - Tratamento, cuidado ou opções de suporte
  - Resultados esperados
  - Incertezas

- Aconselhamento para a tomada de decisão com o médico para esclarecer opções e preferências
- Sistema para gravar, comunicar e implementar as preferências de saúde do paciente.

Quando a tomada de decisão compartilhada é usada?

Pacientes têm o direito de tomar decisões sobre submeter-se a qualquer intervenção ou procedimento médico. Isso se aplica a decisões sobre:

- Estratégias de tratamento e manejo
- Triagem e prevenção
- Exames e testes.

Algumas dessas conversas podem ser relativamente breves. Por exemplo:

MÉDICO: *Então você tem se sentido cansado por bastante tempo, mesmo dormindo normalmente.*
PACIENTE: *Sim.*
MÉDICO: *E não há nada mais?*
PACIENTE: *Não. Não é que eu esteja preocupado, mas estou cansado de me sentir cansado o tempo todo, se é que isso faz sentido.*
MÉDICO: *Isso pode ser anemia – quando você não tem ferro suficiente em seu sangue. Eu gostaria que fizesse um exame de sangue. Tudo bem para você?*
PACIENTE: *Sim, sem problemas.*

Outras conversas requerem discussões mais amplas. Estas podem incluir:

- "Decisões sensíveis à preferência" – situações em que há mais de uma alternativa de tratamento, mas não há uma opção absolutamente correta (isto também é conhecido como "equilíbrio clínico")

Exemplo de caso 6.1 Tratamento de dor no joelho.

O Senhor Marcelo tem osteoartrite nos dois joelhos, o que causa dor e rigidez na maior parte dos dias. Isso vem acontecendo há cerca de 1 ano. No trabalho ele precisa alterar seu cronograma para adaptar-se a sua mobilidade reduzida. Ele vai a uma clínica e recebe informações sobre duas opções de tratamento:

- Sessões de fisioterapia, para alongar os músculos e reduzir a rigidez
- Uma cirurgia, que pode envolver a colocação de uma prótese de joelho.

Disseram ao Senhor Marcelo que ambos os tratamentos irão provavelmente reduzir a dor e a rigidez, apesar de uma cura definitiva não poder ser garantida por nenhum dos dois. A cirurgia tem maior probabilidade de resolver o problema completamente, mas há alguns riscos associados. A fisioterapia tem menor probabilidade de resolver o problema completamente, mas não envolve os riscos como a cirurgia. Ambos os tratamentos iriam requerer que o Senhor Marcelo solicitasse afastamento do trabalho, que seria maior para a cirurgia, e depois ele precisaria se ausentar por períodos curtos de tempo para a fisioterapia, por alguns meses.

Este é um exemplo de uma decisão "sensível à preferência", em que não há uma decisão "esmagadoramente positiva", e o resultado é incerto. Nessa situação a decisão certa para o Senhor Marcelo depende de suas necessidades e objetivos individuais. O que mais importa para o Senhor Marcelo pode ser escolher a opção que:

- Tenha a maior probabilidade de resolver o problema ou
- Apresente o menor risco ou
- Cause menor mudança da sua rotina de trabalho.

Outras pessoas com a mesma condição do Senhor Marcelo podem tomar a mesma decisão ou uma decisão diferente, dependendo de suas circunstâncias individuais.

Nós nos juntamos à conversa logo após o Dr. Olavo ter explicado as opções de tratamento:

DR. OLAVO: *Então estas são as duas opções.*
SENHOR MARCELO: *Certo.*
DR. OLAVO: *O que você acha disso?*
SENHOR MARCELO: *Então nenhuma das duas vai funcionar com certeza. Definitivamente tirando minha dor e fazendo meus joelhos voltarem ao normal.*
DR. OLAVO: *Não...*
SENHOR MARCELO: *Mas a cirurgia tem maiores probabilidades de funcionar.*
DR. OLAVO: *Sim.*
SENHOR MARCELO: *Mas é uma cirurgia e há riscos.*
DR. OLAVO: *Sim. Posso dar mais informações sobre ambas as opções, para ajudar você a pensar sobre isso.*
SENHOR MARCELO: *Eu estava esperando que fosse haver só uma coisa, sabe, para lidar com isso de uma vez por todas, sem lado negativo.*
DR. OLAVO: *Sim, sinto muito que eu não possa oferecer isso. Existem essas duas opções, e tive pacientes antes que fizeram cirurgia e outros que optaram pela fisioterapia e todos ficaram satisfeitos com os resultados.*
SENHOR MARCELO: *Não é a decisão mais fácil de se tomar.*
DR. OLAVO: *Se eu pudesse perguntar, o que mais importa para você, o que você diria?*

(Continua)

> **Exemplo de caso 6.1**   Tratamento da dor no joelho. *(Cont.)*
>
> SENHOR MARCELO: *Qualquer um que tenha maior probabilidade de funcionar. Seria muito mais fácil, devido ao meu trabalho, fazer tudo de uma vez só, mesmo que a recuperação leve um tempo, por conta da forma com que somos alocados em projetos.*
> DR. OLAVO: *Certo.*
> SENHOR MARCELO: *Vou levar as informações mesmo assim para discutir com a minha esposa. No final das contas é artrite né? Não vai melhorar sozinha. Tenho que fazer alguma coisa.*
> DR. OLAVO: *Você gostaria de voltar quando tiver tido a chance de pensar sobre o assunto? Se tiver alguma pergunta, sinta-se livre para anotá-la para conversarmos quando você voltar.*

- Situações em que o resultado é incerto; por exemplo, a probabilidade de sucesso não é conhecida, ou há uma possibilidade de dano resultante do tratamento.

No último capítulo, vimos a importância da forma com a qual a informação é compartilhada com um paciente. Tendo fornecido as informações sobre as opções de tratamento, o médico apoiou o paciente a tomar uma decisão:

- Encorajando-o a refletir sobre as escolhas disponíveis
- Reconhecendo seu desejo por um tratamento único, definitivo e sem riscos
- Explorando *o que mais importa* para ele
- Oferecendo informações por escrito para ele levar
- Oferecendo-se para responder a outras perguntas
- Encorajando-o a não se apressar para tomar a decisão
- E *evitando*:

  - Sobrecarregá-lo com informação
  - Apressá-lo
  - Tentar tomar a decisão por ele.

Algumas habilidades-chave para consultas que apoiam a tomada de decisão compartilhada são apresentadas na Tabela 6.4.[11]

> **Tabela 6.4**   Habilidades-chave para a tomada de decisão compartilhada.[11]
>
> - Ouvir os pacientes, levar em consideração sua visão e responder com honestidade às suas questões
> - Dar aos pacientes as informações que eles desejam ou precisam de forma que possam compreendê-las
> - Trabalhar em parceria com os pacientes, compartilhando com eles a informações de que irão precisar para tomar decisões sobre seu cuidado, incluindo:
>
>   - Sua condição, provável progressão e as opções de tratamento, incluindo riscos associados e incertezas
>   - O progresso do cuidado, seu papel e responsabilidades dentro da equipe
>
> - Respeitar o direito dos pacientes de tomar decisões com você sobre o tratamento e cuidado

Preparo para uma consulta de tomada de decisão

Imagine que você é o médico responsável pela Sra. Shirley Cordeiro.

Shirley tem câncer de mama. Na situação dela, há duas opções de tratamento, ambas cirúrgicas: ou uma nodulectomia com radioterapia ou a mastectomia. Ela veio com o marido para discutir o tratamento.

Como você vai se preparar para a consulta?

Ao olhar novamente para a estrutura sobre compartilhar informações do Capítulo 5, você perceberá que é útil:

1. Esclarecer para você mesmo qual informação deseja compartilhar:

   - Você tem claros os tópicos que precisa discutir na consulta?
   - Você tem as informações relevantes sobre as opções de tratamento?
   - Há outros recursos e apoio que você possa oferecer?

2. Considerar o que o paciente já sabe:

   - Você já conhece a paciente e seu marido?
   - O que está escrito nas anotações?
   - O que você sabe sobre quais informações foram discutidas?
   - Você está ciente de alguma pergunta ou preocupação particular que a paciente tenha expressado?

3. Pensar nas perguntas que podem ser feitas a você:

   - Quais questões a paciente e seu marido podem trazer?
   - Quais preocupações e perguntas paciente e familiares levantaram com você em consultas anteriores similares?
   - Quais expectativas e esperanças a paciente e seu marido podem ter?

4. Traduzir o jargão médico:

   - Qual a quantidade de jargão médico em suas notas sobre as informações que quer discutir?
   - Qual pode ser o impacto emocional de alguns dos termos que você usará?
   - Como você irá discutir as opções de tratamento de forma clara e compreensível?

Apoio à tomada de decisão em uma consulta

Há geralmente três fases em uma consulta para apoiar a tomada de decisão (Tabela 6.5). Essas fases foram descritas como conversa de equipe, de opção e de decisão (Figura 6.2).[12]

1. Início | Identificação da decisão

Pode parecer óbvio que o objetivo da consulta é tomar uma decisão sobre o tratamento, mas na prática:

- O paciente pode não saber a razão da consulta

Tabela 6.5 Passos de uma consulta para a tomada de decisão.

1. Início | Identificação da decisão

   - Sinalizar que há uma decisão a ser tomada
   - Apoiar a pessoa a articular:
     - Sua compreensão atual da condição/situação e opções de tratamento/exame
     - O que ela espera alcançar (resultado) a partir do tratamento/exame
   - Enfatizar parceria e apoio

2. Compartilhamento de informações | Discussão de opções

   - Explicar o tratamento, exame ou opções de manejo:
     - Opções disponíveis
     - Benefícios potenciais
     - Danos potenciais
     - Incertezas

3. Discussão da decisão | Estabelecimento da preferência informada do paciente

   - Apoiar a pessoa a articular:
     - Suas prioridades/necessidades individuais (*"o que mais importa"*)
     - Seus próprios conceitos de benefício e dano
     - Suas preferências
     - Prontidão para a tomada de decisão

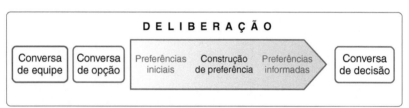

Conversa de equipe: Explique a intenção de colaborar e dar suporte à deliberação
Conversa de opção: Compare alternativas
Conversa de decisão: Suscite preferências e as integre nas ações subsequentes

Figura 6.2 Modelo de conversa colaborativa para tomada de decisão compartilhada.[12] Copyright Glyn Elwyn 2015, reproduzida com permissão.

- O colega que atendeu o paciente a última vez pode não ter explicado a fase do cuidado que foi atingida
- O paciente pode estar esperando mais testes ou exames para esclarecer o diagnóstico.

Como em qualquer consulta, *esclarecer o propósito do encontro de hoje* é uma das tarefas mais importantes.

A Sra. Shirley Cordeiro será atendida por um especialista, o Dr. Mota:

DR. MOTA: *Então você foi atendida por minha colega Dra. Amélia ontem...*
SHIRLEY: *Sim.*
DR. MOTA: *E ela a informou sobre o câncer.*
SHIRLEY: *Sim, foi um choque.*
DR. MOTA: *Sim, sinto muito.*
SHIRLEY: *Mas ela foi bastante positiva.*
DR. MOTA: *Certo.*
SHIRLEY: *E ela disse que o senhor nos atenderia hoje.*
DR. MOTA: *Ela disse o que vocês viriam discutir aqui?*
SHIRLEY: *Na verdade, não.*
DR. MOTA: *Eu gostaria de conversar sobre tratamento.*
SHIRLEY: *Certo.*
DR. MOTA: *Há um tratamento que podemos oferecer.*
SHIRLEY: *Ok.*
DR. MOTA: *E eu gostaria de contar um pouco sobre ele...*
SHIRLEY: *Sim.*
DR. MOTA: *O que podemos fazer, o que podemos esperar alcançar com o tratamento...*
SHIRLEY: *Ahan.*
DR. MOTA: *Podemos tomar uma decisão juntos.*
SHIRLEY: *Certo, uma decisão.*
DR. MOTA: *Existem duas opções.*
SHIRLEY: *Ok.*
DR. MOTA: *Eu gostaria de falar sobre essas opções para que você tenha toda a informação de que precisa para escolher aquela que seja certa para você.*
SHIRLEY: *Certo.*
DR. MOTA: *Sei que está sendo um choque.*
SHIRLEY: *Minha cabeça está girando metade do tempo, mas meu marido está aqui para fazer perguntas.*
DR. MOTA: *Faça todas as perguntas que desejar. Quero que vocês fiquem felizes com o plano de cuidado pelo qual optarem.*

Nesta consulta, o médico ainda não conhecia a paciente e seu marido, e estava ciente de que a paciente poderia estar se sentindo sobrecarregada com o diagnóstico de câncer. Neste segmento inicial, o médico se foca em:

- Desenvolver a conexão inicial
- Esclarecer o propósito da consulta
- Explicar os principais pontos relativos ao conteúdo da conversa (existem duas opções de tratamento, e o plano é tomar uma decisão)
- Sinalizar o papel do paciente na tomada de decisão
- Assegurar que o paciente se sinta apoiado
- Mostrar que a consulta irá proceder em um ritmo flexível.

2. Compartilhamento de informações | Discussão de opções

A segunda fase da consulta foca em assegurar que o paciente tenha informações confiáveis, baseadas em evidências sobre as opções de tratamento disponíveis, apresentadas de forma clara e compreensível. Isso inclui informação sobre o que as opções são e o que elas envolvem em termos práticos, comparando-as em termos de benefícios e danos, e discutindo quaisquer incertezas.

A forma como a informação é apresentada é crítica para assegurar que a pessoa é capaz de compreender e usar a informação para tomar uma decisão. Uma explicação verbal simples face a face é a abordagem padrão para informação direta, ainda que muitas pessoas acreditem que recursos visuais, como figuras, diagramas ou uso de modelos físico, sejam bastante úteis. Pacientes também tendem a crer que um ritmo mais lento pode ajudar quando a informação não é familiar ou é complexa, ou ainda quando estão se sentindo amedrontados ou chateados. Quando a discussão envolve mais de uma opção, ou o paciente precisa pesar potenciais riscos e benefícios, uma abordagem mais estruturada pode ser útil. Isso pode envolver o uso de um diagrama ou outra representação visual.[13] Outro método envolve apresentar a informação sobre o tratamento, exame ou opções de manejo em uma tabela, para que o paciente possa comparar as opções lado a lado.[14]

Por exemplo, para ajudar a Sra. Shirley com a decisão sobre seu tratamento para o câncer de mama, um folheto pode ser usado para prover informação (Tabela 6.6).

Fornecer informação por escrito, que é usada durante a consulta, pode ajudar o paciente a se lembrar da conversa depois, o que, por sua vez, pode ajudar o paciente a envolver membros da família ou a deliberar sozinho. Intervenções para apoiar pacientes na tomada de decisão também utilizam informação por escrito e outros recursos de maneira mais flexível; por exemplo, provendo informação e apoio para que formule questões antes da consulta. Essas intervenções são conhecidas como "apoio à decisão".[15,16]

- Declare explicitamente a decisão a ser tomada
- Ofereça informação baseada em evidências sobre opções, benefícios, danos e incertezas
- Ajude pacientes a esclarecer os valores que são importantes na tomada de decisão (p. ex., maximizar o tempo de sobrevivência ou a qualidade de vida).

Imagine que você é o médico atendendo Heloísa, do exemplo anterior, e discutindo a opção de realizar o teste para síndrome de Down.

Tabela 6.6 Informações que podem ser incluídas em um panfleto.

Tópico	Exemplo
Visão geral do tratamento	Uma cirurgia em que há duas opções: • Remoção de nódulo, conservando o seio • Remoção do seio
Objetivo é do tratamento	Se uma cura é possível O que "remissão" significa
Qual é a melhor opção para sobrevivência a longo prazo	Se há uma diferença entre os tratamentos O que "sobrevivência a longo prazo" significa
Qual é a melhor opção para prevenir a reincidência do câncer	Se há uma diferença entre os tratamentos Qual a probabilidade de o câncer reincidir
Quais outros tratamentos podem ser necessários	Quimioterapia, radioterapia, tratamentos hormonais
Riscos do tratamento	Efeitos comuns, sérios e significativos
Qualidade de vida	O efeito dos tratamentos na habilidade da pessoa em ter um dia a dia normal

MÉDICO: *Então as suas opções são: um, não realizar o teste para síndrome de Down.*
PACIENTE: *Certo.*
MÉDICO: *Sabemos que há maior risco de o seu bebê ter síndrome de Down, mas não saberemos se o seu bebê tem a síndrome até que ele nasça.*
PACIENTE: *Ok.*
MÉDICO: *Ainda serão oferecidos todos os testes usuais para checar a sua saúde e a saúde do seu bebê ao longo da sua gestação.*
PACIENTE: *Ok.*
MÉDICO: *A segunda opção é realizar o teste para síndrome de Down.*
PACIENTE: *Certo.*
MÉDICO: *Este envolve colher uma amostra do fluido em que o bebê está alojado, veja, nesta figura, com uma agulha no seu abdome, aqui.*
PACIENTE: *Ok, com uma agulha.*
MÉDICO: *Esta amostra é enviada para o laboratório e irá nos dizer se o seu bebê tem síndrome de Down.*
PACIENTE: *Certo, então isso nos daria uma resposta.*
MÉDICO: *Sim. No entanto, esse procedimento tem um risco. Cerca de uma a cada cem mulheres que fazem esse teste têm um aborto e perdem o bebê.*
PACIENTE: *Isso é mais provável se o bebê tiver síndrome de Down?*
MÉDICO: *Não. Acontece por causa do procedimento. É o mesmo risco independentemente de o bebê ter síndrome de Down ou não.*
PACIENTE: *Certo.*
MÉDICO: *Qualquer opção que você escolha, se o seu bebê tiver síndrome de Down, não vamos saber as características e patologias associadas à síndrome que ele apresenta, até que ele nasça.*
PACIENTE: *Então é simplesmente saber se ele tem Down ou não.*
MÉDICO: *Exatamente. Posso dar mais informações sobre as duas opções e sobre a síndrome de Down.*
PACIENTE: *Sim, isso ajudaria.*
MÉDICO: *Também podemos conversar sobre as coisas que são importantes para você, que podem te ajudar a tomar uma decisão.*
PACIENTE: *Ok.*
MÉDICO: *Você não precisa tomar esta decisão hoje.*
PACIENTE: *Não.*
MÉDICO: *Você gostaria de perguntar alguma coisa?*

3. Discussão da decisão | Estabelecimento da preferência informada do paciente

Tendo compartilhado informação, a fase final da consulta é apoiar o paciente a tomar uma decisão que seja certa para ele (veja a Tabela 6.5).

No exemplo anterior, o mais importante para a paciente pode ser:

- Saber ao certo se o seu bebê tem ou não síndrome de Down
- Escolher a opção com menor risco para a gestação
- Chegar a uma decisão com o seu parceiro.

As pessoas têm abordagens diferentes para tomar decisões, e isso pode depender de qual decisão é, e quão altos são os riscos.[17-19] Por exemplo, algumas vezes as pessoas gostam de comparar os prós e contras sistematicamente para todas as opções. Outras vezes tomam decisões muito rapidamente, baseadas em um instinto ou em um aspecto particular considerado o mais importante (tomada de decisão por "uma razão"). Decisões sobre o cuidado à saúde, como outras decisões que as pessoas tomam, raramente são baseadas em uma análise fria dos fatos, mas são influenciadas pelas percepções individuais de risco, medo da perda e outras emoções. A rede de suporte, as circunstâncias pessoais e o conhecimento em saúde da pessoa também afetam a tomada de decisão. Por exemplo, um paciente:

- Pode preferir a opção de tratamento hospitalar, mas escolhe uma intervenção ambulatorial devido a preocupações e responsabilidade de cuidado de crianças
- Pode escolher passar por mais uma bateria de quimioterapia (mesmo não querendo passar pelos efeitos novamente), porque sabe que a sua família gostaria que ela vivesse o máximo possível
- Pode procurar por pistas de qual é a preferência do médico se a decisão parecer complicada.

Voltando ao exemplo anterior, em que a Sra. Shirley está tomando uma decisão sobre o seu tratamento para câncer de mama, o médico deseja avaliar a preferência da paciente:

DR. MOTA: *Quais são seus pensamentos sobre as duas opções?*
SHIRLEY: *Eu gostaria daquela com maior probabilidade de me livrar do câncer definitivamente.*
DR. MOTA: *Certo.*
SHIRLEY: *Mas você disse que, na minha situação, as duas têm a mesma probabilidade.*
DR. MOTA: *Sim. Então, com base nisso, você pode escolher qualquer uma. Com isso em mente, o que mais é importante para você?*
SHIRLEY: *Quero fazer o máximo que posso.*
DR. MOTA: *Ok.*
SHIRLEY: *Sinto que tirando todo o seio é mais próximo disso do que tirar apenas o nódulo.*
DR. MOTA: *Certo.*
SHIRLEY: *Sei que isso pode não ser racional, já que o senhor havia dito que não há diferença.*
DR. MOTA: *Não.*
SHIRLEY: *Mas de tudo o que você me falou, esta é a opção que mais se destaca. Quero fazer o máximo que puder para me livrar da doença.*
DR. MOTA: *Isso é o que você quer fazer?*
SHIRLEY: *Sim.*
DR. MOTA: *Então isso seria remover o seio todo.*
SHIRLEY: *Bem, não quero fazer nenhum dos dois, mas isso é o melhor que posso fazer. Quero dizer para minhas filhas que tentei tudo o que poderia.*

Algumas vezes questionários muito curtos são usados para ajudar pacientes a refletir se estão prontos para tomar uma decisão (Tabela 6.7).[20,21]

Tabela 6.7 Exemplos de escala para checar a prontidão para tomar uma decisão.

CERTEZA[21]

- Você se sente certo sobre a escolha para você?
- Você sabe os riscos e benefícios de cada opção?
- Você está ciente sobre quais benefícios e riscos mais importam para você?
- Você tem apoio e aconselhamento suficiente para tomar uma decisão?

Importância do apoio

A maior parte das pessoas quer estar ativamente envolvida na tomada de decisão sobre seu próprio cuidado à saúde. Pessoas têm maior probabilidade de transferir a decisão ao médico quando a doença é muito séria, ou envolve altos riscos, particularmente quando há a probabilidade de uma perda significativa. Incertezas e medos reduzem a confiança das pessoas em tomar suas próprias decisões em cenários não familiares.

Exemplo de caso 6.2 A decisão surpresa.

Haron foi ao clínico geral por causa de uma tosse persistente ao longo do último mês. Começou como qualquer outro resfriado, mas não está melhorando. O seu médico fez muitas perguntas e pediu que o Sr. Haron respirasse em um tubo. O paciente não relatou outros sintomas, e seu médico não parecia muito preocupado. Ele sugeriu que o Sr. Haron fizesse um exame de sangue e uma radiografia de tórax para checar se estava tudo bem. O médico disse a ele que a radiografia não era definitiva e que gostaria de encaminhá-lo a um especialista para realizar mais exames. O Sr. Haron foi ao hospital, passou por um PET Scan e teve um tubo inserido em seus pulmões para colher uma amostra. Ele agora será atendido pelo especialista, o Dr. Geraldo:

DR. GERALDO: *Prazer em conhecê-lo. O senhor fez muitos exames.*
HARON: *Sim.*
DR. GERALDO: *E nós descobrimos que o senhor tem câncer de pulmão.*
HARON: *O quê?*
DR. GERALDO: *Câncer de pulmão do tipo não pequenas células.*
HARON: *Não...*
DR. GERALDO: *Não é avançado.*
HARON: *Ok.*
DR. GERALDO: *Precisamos falar sobre tratamento. Há opções para o senhor escolher.*
HARON: *Oh, opções?*
DR. GERALDO: *Podemos fazer monitoramento ativo, radioterapia ou cirurgia, com ou sem quimioterapia. Posso contar mais sobre as opções de tratamento.*
HARON: *Oh.*
DR. GERALDO: *Mas a escolha é sua. Posso apenas dar a informação.*
HARON: *Se você fosse eu, o que escolheria, doutor?*

Nesta situação, o médico:

- Informou ao paciente que ele tinha câncer
- Nomeou as opções de tratamento
- Deixou claro que a escolha é do paciente.

No entanto, o médico falhou em:

- Estabelecer um relacionamento de parceria com o paciente
- Preparar o paciente para receber más notícias
- Abordar o impacto emocional de um diagnóstico assustador
- Prover informação de uma forma que pudesse ser adequadamente compreendida
- Apoiar o paciente a tomar a decisão que seja melhor para ele.

Oferecer suporte é parte integral de qualquer consulta em que um paciente tomará uma decisão sobre o cuidado à sua saúde. É importante que os pacientes não se sintam abandonados para dar sentido à informação factual que receberam, ou sintam que eles têm de tomar uma decisão sem ajuda. Atenção às necessidades emocionais do paciente é particularmente importante quando não há uma "opção boa" que satisfaça suas expectativas. Muitos pacientes valorizam a opinião e a experiência do médico e podem pedir uma recomendação. Dito isso, um paciente pode não escolher a mesma opção que você escolheria sob circunstâncias semelhantes. Adultos que têm capacidade de tomar suas próprias decisões podem escolher um tratamento diferente ou recusar o tratamento completamente.[8] No entanto, o desenvolvimento de uma parceria entre o médico e o paciente é crítico para garantir o suporte necessário:

"Para a relação médico-paciente ser efetiva, ela deve ser uma parceria baseada em abertura, confiança e boa comunicação. Cada pessoa tem um papel na tomada de decisões sobre seu tratamento ou cuidado."[8]

Pontos-chave

- Pessoas tomam decisões sobre cuidado à saúde baseadas em percepção de risco, percepção de benefícios e custos da intervenção, além de valores pessoais
- Pacientes e médicos têm suas próprias áreas de especialidades e as trazem à consulta
- Elementos-chave de uma consulta para tomada de decisão são:
  - Sinalizar que há uma decisão a ser tomada
  - Compartilhar informações baseadas em evidência
  - Discutir o que mais importa para o paciente
- Apoio é parte integral para consultas em que pacientes tomarão decisões sobre o cuidado à sua saúde

Referências bibliográficas

1. NICE National Institute for Health and Care Excellence. Putting patients, excellence and experience at the heart of care, 11 March 2016. Accessed at: http://www.nice.org.uk/news/article/putting-patients-excellence-and-experience-at-the-heart-of-care.
2. Osterberg L, Blaschke T. Adherence to medication. NEJM 2005;353:487-497.
3. Noble LM, Willcox A, Behrens RH. Travel clinic consultation and risk assessment. Infect Dis Clin North Am 2012;26(3):575-593.
4. Haskard-Zolnierek KB, DiMatteo MR. Physician communication and patient adherence to treatment: a meta-analysis. Med Care 2009;47:826-834.
5. Cushing A. History of the doctor–patient relationship. In: Brown J, Noble LM, Papageorgiou A, editors. Clinical communication in medicine. Chichester: John Wiley and Sons Ltd; 2016.
6. Tuckett D, Boulton M, Olson C. Meetings between experts. London and New York: Tavistock Publications; 1985.
7. Department of Health. Equity and excellence: liberating the NHS (White Paper). London: The Stationery Office; 2010.
8. General Medical Council. Consent: patients and doctors making decisions together. Manchester: General Medical Council; 2008.
9. Elwyn G. 2016. Shared decision making made easier: tools for the trade. AACH American Academy on Communication in Healthcare webinar, 4 October 2016.

10. Coulter A, Collins A. Making shared decision-making a reality: no decision about me, without me. London: The King's Fund; 2011.
11. General Medical Council. Good medical practice. Manchester: General Medical Council; 2013.
11. Elwyn G. 2015. Collaboration talk model for shared decision making. Accessed at: http://www.glynelwyn.com/blog/collaboration-talk-model-for-shared-decision-making.
13. Spiegelhalter D, Pearson M, Short I. Visualizing uncertainty about the future. Science 2011;333(6048):1393-1400.
14. Elwyn G, Lloyd A, Joseph-Williams N, et al. Option Grids: shared decision making made easier. Patient Educ Couns 2013;90(2):207-212.
15. Stacey D, Légaré F, Lewis K, et al. Decision aids for people facing health treatment or screening decisions. Cochrane Database Syst Rev 2017;4. CD001431.
16. NHS Shared Decision Making. Diagnostic testing for Down's Syndrome decision aid. 2016. Accessed at: http://sdm.rightcare.nhs.uk/pda/diagnostic-testing-for-down-s-syndrome/.
17. Gigerenzer G. Gut feelings: the intelligence of the unconscious. London: Allen Lane, Penguin; 2007.
18. Kahneman D. Thinking fast and slow. London: Allen Lane, Penguin; 2012.
19. Ariely D. Predictably irrational: the hidden forces that shape our decisions. New York: Harper Collins; 2008.
20. NHS Shared Decision Making Programme. Measuring shared decision making: a review of research evidence. 2012. Accessed at: http://www.england.nhs.uk/wp-content/uploads/2013/08/sdm-evidence.pdf.
21. Légaré F, Kearing S, Clay K, et al. Are you SURE? Assessing patient decisional conflict with a 4-item screening test. Can Fam Physician 2010;56(8):308-314.

7 | Como Transmitir Más Notícias
Robert Bor, Margaret Lloyd, Lorraine Noble

Dar más notícias é uma parte inevitável da prática médica e é um de seus aspectos mais desafiadores. Muitos de nós nos preocupamos com nossa habilidade em comunicar notícias delicadas e algumas vezes angustiantes para outras pessoas. Evidências indicam que a forma como as pessoas são informadas afeta sua confiança no profissional de saúde, além de como elas irão cooperar e se ajustar no futuro.[1]

O aumento da abertura do relacionamento entre médicos e pacientes torna importante focar a atenção em como compartilhar más notícias de forma:[1]

- *Compreensível*
- *Personalizada*
- *Acurada*
- *Completa.*

Para assegurar que as necessidades de informação do paciente sejam satisfeitas.

Somado a isso, as necessidades do paciente por apoio emocional precisam ser abordadas, o que envolve:[1]

- *Empatia*
- *Reconhecimento de pistas e mensagens dadas de maneira não explícita.*

Como com qualquer consulta em que informações são compartilhadas com um paciente, assegurar que ele receba a quantidade certa de informação, que satisfaça suas necessidades e no momento certo é crítico. Estar atento às pistas e mensagens não explícitas do paciente sobre qual informação é desejada e em qual ritmo é fundamental para isso. Abordagens que falham nesse sentido, fornecendo informação de maneira contundente e abrupta, ou circulando evasivamente ao redor de um tópico, são observadas na prática. Outro problema é a relutância dos médicos em abordar um assunto antes de serem questionados, ainda que pacientes esperem para que um assunto seja discutido pelo médico no início da consulta. Como já vimos em outros tipos de consulta em capítulos anteriores, ter uma estrutura clara e estar atento às abordagens eficazes e ineficazes ajuda a enfrentar essas situações e a preparar os pacientes e seus familiares para o que possa estar adiante. Este capítulo apresenta em que consistem as más notícias, por que frequentemente é difícil falar sobre elas e como compartilhá-las. Essa abordagem pode ser adaptada para diferentes cenários, com diferentes pacientes e em relação a uma variada gama de problemas.

O que são más notícias?

O que você considera más notícias na sua vida? Descobrir que você foi reprovado em uma prova? Ouvir que um parente ou alguém próximo está doente ou faleceu? Ter um empréstimo bancário negado? Pense em um exemplo de quando recebeu más notícias. Como elas foram dadas a você?

Diretamente, com rodeios, em uma carta ou por telefone? Qual foi a sua primeira reação? Como você lidou? Você se sentiu diferente sobre as notícias depois de três horas? E no dia seguinte? As notícias poderiam ter sido dadas de maneira diferente ou de uma forma que amenizasse o impacto?

Todas as situações de más notícias envolvem uma perda grave de algum tipo. A morte de um paciente ou o diagnóstico de uma doença séria, uma piora no quadro clínico ou uma deficiência são frequentemente consideradas más notícias. Alguns médicos adicionariam ter de explicar para um paciente que não há leitos disponíveis no hospital, que o prontuário foi extraviado ou que uma cirurgia teve de ser cancelada. Convencionalmente, o conceito pertence a situações em que há:

- Um sentimento de desesperança
- Ameaça ao bem-estar físico ou psicológico do indivíduo
- Risco de perturbar um estilo de vida estabelecido
- Uma mensagem que implica que a pessoa tem menos escolhas na vida.

Embora frequentemente concordemos com quais situações representam más notícias, sempre há diferenças entre indivíduos com relação ao que constitui más notícias em seu próprio contexto, assim como a maneira com que as pessoas lidam com elas. Isto depende parcialmente do que as pessoas estejam esperando. Algumas pessoas, quando diagnosticadas com uma doença terminal, aceitam a notícia, enquanto para outras, condições e tratamentos considerados pelos médicos mais brandos ou rotineiros podem ser angustiantes e interpretados como más notícias. Se a notícia é interpretada como "boa" ou "má" depende de crenças, valores, julgamentos e emoções da pessoa.

Há muitas situações nas quais médicos podem prefaciar a informação com "Eu sinto muito em dizer que..." ou "Estou satisfeito em informar que...", ilustrando como valor e significado estão ligados à informação desde o princípio. Essas preconcepções sobre o que são "boas" ou "más" notícias são baseadas em experiência pessoal e profissional. No entanto, em alguns casos, elas podem não ser congruentes com a reação da outra pessoa. Um paciente com dor nas costas que recebe a então chamada "boa" notícia de que não há evidência de nenhuma doença séria pode ficar devastado porque ainda não há diagnóstico – e, consequentemente, não há cura definitiva. Por outro lado, se uma pessoa tem estado preocupada com seus sintomas há algum tempo, a confirmação de um diagnóstico, ainda que não exatamente bem-vindo, pode vir como um alívio, permitindo que ela siga para o próximo estágio e comece a tomar decisões práticas.

Más notícias são, portanto, um conceito relativo e dependem da interpretação que o paciente faz da informação e sua reação a ela. Sempre que uma pessoa sente que seu futuro será afetado adversamente, isso pode ser considerado más notícias. Usualmente, podemos prever o que será visto como más notícias, mas não com completa certeza. Tentar evitar fazer suposições sobre os sentimentos e respostas da pessoa é um passo importante do processo. Em vez disso, prestar atenção às necessidades e emoções da pessoa é crítico.

Qual a dificuldade de compartilhar más notícias?

Há razões pessoais, profissionais e sociais por que dar más notícias pode ser difícil (Tabela 7.1). A formação médica enfatiza tratamento, cura e redução do sofrimento. Doenças sérias, deterioração na condição do paciente, deficiências e morte nos confrontam com as limitações da Medicina moderna. Em algumas situações, médicos podem se sentir responsáveis por infligir dor emocional ou sofrimento ao paciente e sua família. Más notícias frequentemente implicam perda de bem-estar, juventude, esperança, saúde e relacionamentos. Isso marca uma transição na vida dos pacientes e de suas famílias que pode ser prematura, indesejável ou ambas. Uma nova fase com mudanças de papéis na família: uma parceira pode se tornar uma cuidadora ou

Tabela 7.1 Por que é difícil dar más notícias?

- O "mensageiro" teme ser culpabilizado
- Não saber a melhor forma de fazer isso
- Experiência pessoal de perda
- Relutância em deixar o paciente triste
- Medo de perturbar os papéis ou a estrutura familiar do paciente
- Não conhecer o paciente e suas fontes de apoio
- Temer a reação emocional do paciente
- Incerteza do que pode acontecer depois
- Não saber as respostas para algumas perguntas
- Falta de clareza sobre o papel como provedor do cuidado

viúva, uma geração acaba e a estrutura da família muda. Para o paciente que não está bem, há o "papel de doente" que traz consigo um estigma social. As pessoas podem se preocupar sobre com quem na sua família ou círculo social devem compartilhar informações. Muitas pessoas têm receio de se descaracterizar pela doença, sentir dor, solidão, e se preocupam também com o seu bem-estar emocional, social e financeiro.

Médicos e outros profissionais da área da saúde não são imunes a experiências pessoais de perda. Uma experiência recente de perda ou doença pode tornar difícil dar más notícias e oferecer apoio. Também pode ser difícil antecipar como um paciente ou familiar pode reagir, e essa imprevisibilidade pode tornar o médico cauteloso ao dar notícias difíceis. Alguns médicos se preocupam que suas próprias reações emocionais – como querer chorar – podem fazer com que pareçam não profissionais aos olhos do paciente. Algumas vezes, médicos temem reações extremas dos pacientes, como estresse emocional, raiva ou pensamentos suicidas. Outras razões para a cautela ao compartilhar más notícias podem ser mais sutis. Más notícias podem levar ao fim de uma relação profissional próxima com o paciente, e a perda pessoa pode ser difícil de encarar.

O medo de "fazer errado", ou de dar informações incorretas, também pode causar relutância. Diferentes abordagens entre colegas dentro de uma mesma equipe podem causar dificuldades em responder abertamente às preocupações e aos medos do paciente. Estudantes de Medicina algumas vezes relatam que pacientes pedem a eles que confirmem o diagnóstico porque a equipe médica e de enfermagem não havia discutido abertamente com eles. Isso cria um dilema para o aluno, que pode ser detentor de informações importantes, mas não tem autoridade para discuti-las com o paciente. Envolvimento de pessoal qualificado na equipe é crítico em situações como esta.

Preparo para dar más notícias

Antes de encontrar o paciente ou seus familiares, é importante considerar como e com quem a informação será compartilhada.

A quem as más notícias devem ser dadas?

Estudos demonstraram consistentemente que a maioria dos pacientes deseja e espera que as más notícias sejam dadas pelo médico. O dever de compartilhar a informação que o paciente quer e precisa saber se aplica às más notícias da mesma forma que para qualquer outra informação sobre diagnóstico, prognóstico e tratamento. No passado, a informação era frequentemente retida com o objetivo de "proteger o paciente" ou "porque saber magoaria o paciente". Porém, sem a informação necessária para se engajar na tomada de decisão sobre tratamento, a autonomia do paciente é comprometida. De forma similar, prover informação antes aos familiares de um paciente adulto viola tanto a confidencialidade quanto a autonomia dele. Na realidade, pacientes para quem as más notícias não eram contadas frequentemente estavam cientes de seu conteúdo, porque a informação foi vazada pelo comportamento das pessoas ao seu redor – como evitar contato visual repentinamente, toque ou respostas diretas às perguntas. O estresse de guardar segredos, levando a uma "conspiração do silêncio", reduz inevitavelmente a habilidade dos membros da família de apoiar-se nos momentos difíceis.

Entretanto, considerar quem estará presente na consulta é importante. Pacientes frequentemente apreciam a presença e o apoio de membros da família quando há más notícias para serem discutidas. Algumas vezes é possível planejar isso, por exemplo, sugerindo que a pessoa traga alguém no horário marcado para que os resultados dos exames sejam dados. Quando a notícia é inesperada, e o paciente tem muitos familiares ao seu redor ou nenhum, é igualmente importante considerar o que ele preferiria com relação à conversa, particular ou compartilhada. Isso pode ser manejado ativamente. Por exemplo:

"Sr. Fábio, vejo que tem muitos visitantes hoje. Seria possível ter um momento com o senhor em particular? Obrigada... Os resultados dos exames voltaram e é muito importante discuti-los com o senhor. Não são as notícias que estávamos esperando. O senhor gostaria de ter alguém junto enquanto conversamos sobre isso?"

Há algumas situações muito específicas em que você pode considerar dar ou não as más notícias para o paciente. Por exemplo, se um paciente tem a capacidade de compreensão e recordação da informação gravemente comprometida (capacidade mental reduzida), o que pode ser resultado de uma doença física ou mental grave. Ao tratar uma criança, o médico usualmente irá conversar com os pais ou tutores legais antes de dar as más notícias. Essas são decisões feitas cuidadosamente com o envolvimento de uma equipe mais ampla. Há guias profissionais específicos sobre situações em que a informação pode ou não ser dada ao paciente.[2-4]

Quem deve dar as más notícias?

Frequentemente um paciente tem vários médicos ou profissionais de saúde diferentes responsáveis pelo seu cuidado. Um paciente que fez exames em um hospital pode ainda esperar que seu clínico geral revele os resultados e ficar surpreso quando as notícias são dadas por um médico do hospital. Compartilhar más notícias usualmente requer tempo, então pode ser inapropriado que alguém faça isso no fim do dia, quando está cansado. Por outro lado, um médico no fim do seu dia de trabalho pode julgar que tem uma relação melhor com o paciente que um colega que acabou de chegar, mas ainda não conhece o paciente. Quando possível, se as notícias forem relacionadas com um evento previsível (como a chegada dos resultados dos exames), é útil ter uma conversa com o paciente com antecedência sobre quem irá discutir os resultados e onde, para que ele possa se planejar para ter um acompanhante. Algumas vezes, no entanto, a natureza imprevisível do cuidado torna isso impossível, e você irá se encontrar como o médico que irá dar notícias inesperadas, ou talvez tendo que explicar novamente más notícias que foram dadas brevemente ao paciente por um colega. Mesmo que você não se sinta preparado, é considerado má prática delegar a tarefa a um colega porque você não quer confrontar o paciente. Você pode não ter respostas para todas as perguntas que o paciente possa fazer, e mesmo que se sinta completamente preparado, as pessoas geralmente compreendem que você pode precisar obter mais informações ou consultar outros colegas.

Preparação pessoal

Leva tempo para dar más notícias adequadamente, responder perguntas e incutir confiança e oferecer apoio para o paciente em um momento difícil. Por essa razão, usualmente não é apropriado dar as más notícias no meio de um ambulatório cheio ou durante visitas. Como para qualquer consulta em que notícias estão sendo compartilhadas, considerar o que a pessoa precisa saber e se você tem toda a informação que precisa antes de encontrar o paciente pode ajudar. Você pode considerar as seguintes questões:

- O paciente está esperando más notícias? O que o paciente sabe até agora?
- Qual informação tenho de dar? Como explico de uma forma compreensível?
- Quais perguntas o paciente pode fazer? Como irei responder a perguntas para quais não sei a resposta?
- Tenho tempo suficiente para passar com o paciente? Outra pessoa poderia ficar atenta ao meu celular por algum tempo?
- O que irá acontecer imediatamente após essa consulta? Quem mais da equipe precisa ser envolvido?
- Há alguma pergunta do tipo "e se..." para qual eu deva me preparar? (p. ex., "e se ele quiser ter alta do hospital?"; "e se ela ficar brava comigo?").

Pare, pense e antecipe dificuldades antes de ver o paciente. Ao compartilhar más notícias, maiores dificuldades advêm de não pensar claramente sobre o que você está fazendo e como alcançar seu objetivo do que por não ter as respostas para algumas das perguntas do paciente.

Esteja ciente, na sua preparação, de que você naturalmente gostaria de garantir segurança e um bom resultado, mas que pode não ser hábil para prover nenhum dos dois. Não é uma falha se o paciente ou sua família ficarem chateados. Seu objetivo é apoiar seu paciente e a família dele neste momento difícil, e não impedir que eles sintam as emoções causadas por essa situação. Esteja ciente de que você também pode ficar emotivo ou sentir seu coração palpitando, mas não se preocupe se começar a chorar. Seu paciente terá coisas suficientes para ocupar seus pensamentos e emoções, não há necessidade de sentir-se constrangido – foque no paciente. Esteja atento, no entanto, a qualquer coisa que possa fazer na tentativa de minimizar a suas próprias emoções, como querer dar a informação o mais rápido possível. É normal sentir-se ansioso, chateado e desconfortável ao dar más notícias.

Ambiente físico

O cenário ideal é um ambiente privativo, razoavelmente confortável, livre de interrupções e com uma atmosfera calma. Tal cenário nem sempre é possível e más notícias podem ter de ser compartilhadas em enfermaria, ambientes semiprivados, boxe de atendimento de emergências e na casa do paciente. Nesses casos, faça o que puder para assegurar privacidade e conforto; por exemplo, fechar a cortina em volta da cama ou colocar uma placa de "não perturbar". Essas ações podem sinalizar a necessidade de um momento sem interrupções. Administre fontes potenciais de distração (p. ex., telefone, televisão e rádio).

A sua posição física em relação ao paciente e o ato de manter-se no nível dos olhos dele são importantes para criar um clima de apoio. Estar sentado transmite que você pretende ficar e que o encontro não será apressado.

Há algumas coisas óbvias que devem ser evitadas:

- Não dê más notícias ao final de um exame físico enquanto o paciente ainda estiver despido
- Não dê más notícias em corredores ou por telefone (se isso puder ser evitado)
- Não fique andando, olhando para a janela ou distraído por atividades próximas
- Não fique distraído pelos acessórios (p. ex., mexendo nas notas clínicas, ajustando o soro) enquanto fala com o paciente.

Leva muito pouco tempo para administrar o ambiente para formar um cenário mais propício:

FAMILIAR DO PACIENTE: *Doutor, há alguma notícia sobre o meu pai, Nilson Tibério?*

MÉDICO: *Eu estava vindo conversar com você agora mesmo. Você é a filha do Sr. Tibério, Miriam?*
FAMILIAR DO PACIENTE: *Sim, sou eu. Esperei por 1 hora e ninguém me disse nada. Ele está bem?*
MÉDICO: *Não vamos falar aqui no corredor, há uma sala onde podemos conversar. Tem mais alguém aqui com você?*

Compartilhamento de más notícias

É sempre uma questão de julgamento o modo como abordar cada situação; no entanto, há uma sequência particular a seguir ao contar más notícias (Tabela 7.2).

Tabela 7.2 Processo de compartilhamento de más notícias.

Descubra o que o paciente já sabe e o que ele espera (ou quer) da consulta
↓
Dê uma indicação de que há más notícias a serem compartilhadas
↓
Dê a informação em partes e verifique a compreensão
↓
Use palavras e frases claras
↓
Concentre-se nos pontos-chave
↓
Explique as implicações das notícias
↓
Dê ao paciente tempo para digerir
↓
Solicite perguntas e responda-as
↓
Proporcione a confiança apropriada
↓
Considere a prontidão do paciente para tomar decisões
↓
Seja responsivo às indicações de que deve encerrar a consulta
↓
Faça um plano imediato

Descoberta de o que o paciente já sabe e o que ele espera (ou quer) da consulta

Estabelecer o que a pessoa sabe e espera é o ponto de início da conversa. Há uma variedade de perguntas que podem ajudar, por exemplo:

"Então você veio à clínica devido ao nódulo. Você tem alguma ideia sobre o que isso pode ser?"
"Tenho os resultados dos exames e gostaria de discuti-los com você. Há alguma coisa que gostaria de perguntar agora?"
"Como as coisas têm estado para você? O que você acha disso?"
"Não fomos apresentados e não sei o que já foi discutido com você. Há algo com que você esteja preocupado?"

Imagine que você tem de compartilhar notícias com duas pacientes em uma clínica esta tarde. Ambas as pacientes vieram devido à presença de nódulos em seus seios, e os exames de ambas revelaram câncer de mama. Em cada consulta, você começa perguntando quais são os pensamentos das pacientes até agora.

A Sra. Shirley diz: "Minha mãe e minha irmã tiveram câncer de mama. Esta é a minha principal pergunta: é câncer?"

A Sra. Fabiana diz: "Minha amiga teve um nódulo em seu seio e ela estava muito preocupada, mas eles disseram que era só um abscesso. Eu disse ao meu marido que não adiantava se preocupar. É mais provável que seja algo assim."

Como a sua introdução às notícias pode ser diferente, baseado no ponto de início dessas duas consultas?

As habilidades-chave de:

- Estabelecer conexão e confiança
- Escuta ativa
- Estabelecer o que o paciente quer e precisa

São tão relevantes nessas consultas quanto em qualquer conversa em que você está compartilhando informações com um paciente.

Os médicos frequentemente se preocupam em acertar o conteúdo médico da informação e esperam passar a maior parte da conversa nisso, mas os pacientes frequentemente têm outras preocupações urgentes, como:

"Como irei contar aos meus filhos?"
"Terei de largar meu emprego?"
"O que acontece se o tratamento não funcionar?"

Estar alerta às perguntas que são importantes para o paciente, no início e durante a consulta, é crítico para adaptar a conversa às necessidades da pessoa.

Indicação de que há más notícias a serem compartilhadas

Algumas vezes o paciente já está bastante preocupado, sabendo quais são as suas possibilidades, mas em outras situações as notícias vêm repentinamente. Em quaisquer dos casos, sinalizar que você tem más notícias para compartilhar é o primeiro passo do processo. Isso é chamado "aquecimento" ou "preparação". Por exemplo:

"Temo que seja sério."
"Os resultados dos exames não foram bons."
"Estávamos preocupados com isso. Infelizmente, não são boas notícias."

Certifique-se de que o paciente tenha tempo para absorver a informação e para perceber que você está compartilhando más notícias antes de continuar com a explicação.

Esse tipo de mensagem de aquecimento ou preparação pode usar linguagem verbal ou não verbal. Sua expressão facial, seu comportamento, sua postura e suas pausas antes de falar podem contribuir para o entendimento da mensagem que você está transmitindo – que a pessoa precisa se preparar para receber notícias difíceis. Como em outras formas de comunicação, o ponto não é o que você entrega, mas o que a outra pessoa recebe. Para alguém que está esperando as más notícias, um sinal pode ser suficiente. Para alguém que não está realmente esperando más notícias, maior preparação, mais de uma de mensagem de aquecimento e tempo adicional podem ser necessários para permitir que a pessoa comece a mudar seu foco do que estava esperando ouvir para o que está de fato recebendo.

Usar pausas é muito mais uma característica de conversas envolvendo más notícias do que quando compartilhando informação rotineira. Uma transmissão de informação apressada tem enormes consequências para o indivíduo, leva a confusão, maior ansiedade e um sentimento de não estar sendo amparado em um momento muito difícil. Então por exemplo, na *frase "Olá, Sra. Smith, tenho os resultados dos seus exames, não são bons, é câncer"* – dita sem pausas – a expressão "não são bons" não está funcionando como uma mensagem de aquecimento ou preparação. Não há atenção ao seu impacto sobre a pessoa e não há indicação de que o médico vê a conversa como um diálogo, no qual o cuidado é transmitido junto com a informação.

Fornecimento de informação em pequenas partes e verificação de compreensão

Recorde a estratégia "dado antes da notícia" (Capítulo 5), inicie com fatos conhecidos e traga as novas informações a partir deles.[5] Inclua informação sobre suas implicações assim como os próprios fatos. Por exemplo:

DR. EDUARDO: *Se o senhor se lembra, após nos contar sobre a dormência em suas pernas e a tontura, fizemos alguns exames. Quando eu o examinei, o senhor também disse que estava tendo algumas dificuldades com sua visão.*
ALCEU: *Sim. Isso tudo continua acontecendo.*
DR. EDUARDO: *Mencionei para o senhor anteriormente que uma das possibilidades que temos de considerar é esclerose múltipla. Neste estágio, eu gostaria de realizar mais alguns exames.*
ALCEU: *Mas não há cura para esclerose múltipla.*
DR. EDUARDO: *Temo que isto esteja correto. Se for esclerose múltipla, há um medicamento e mais alguns tratamentos para melhorar os sintomas. Também há uma equipe de profissionais da saúde que iria trabalhar com o senhor.*
ALCEU: *Mas você ainda não sabe se é isso.*
DR. EDUARDO: *Não.*

Manter as sentenças curtas e pausar em cada "parte" é particularmente importante ao discutir informações significativas e difíceis. Resista à tentação de entregar um parágrafo inteiro de uma vez, especialmente se você está esperando se apressar para a parte mais positiva da informação que tem no fim. Continuar um diálogo (em vez de um monólogo) também ajuda a verificar constantemente se a pessoa está absorvendo a informação. Isso permite que a pessoa faça perguntas à medida que as dúvidas forem surgindo em vez de guardá-las para um intervalo e acabar esquecendo-as até que a conversa tenha terminado.

Independentemente do que você diga ao paciente, é essencial que seja devagar, ou pelo menos no ritmo ditado por ele. Conversas podem tornar-se mais formais quando forem más notícias. Quando indagado por um familiar se o paciente sobreviveu a uma cirurgia, seria inusitado responder com um simples "não" e sair. Em vez disso, poderia ser dito:

"Seu tio estava bastante mal antes da cirurgia. Fizemos o melhor que podíamos, mas não foi suficiente. Ele nunca recuperou a consciência. Sinto muito em dizer que ele faleceu logo após a cirurgia."

Esteja atento a como boas intensões, objetivando "amenizar o impacto", podem distorcer a informação que você transmite:

A Sra. Sara Shelman tem um câncer agressivo. Seu último tratamento falhou e sua condição agora é terminal. Você foi orientado para não esperar que ela viva por mais de 1 mês. A Sra. Sara veio para a consulta com o marido, e você está explicando a situação para eles.

Sr. Shelman: *Então não há nada mais que você possa fazer.*
Sra. Sara: *Quanto tempo doutor?*
Dra. Nicole: *É difícil dizer, pois é diferente para cada um. Não posso dar uma janela de tempo definitiva. Podem ser meses.*

Mais tarde, você escuta a Sra. Sara e seu marido discutindo com o seu filho por telefone sobre como ele deveria vir e visitar a sua família em alguns meses.

Uso de palavras e frases claras

Usar linguagem clara e compreensível é vital para compartilhar informações difíceis. Usar eufemismos ou jargões pode causar confusão e ansiedade adicional, além de indicar ao paciente que o médico está desconfortável em discutir o tema. Todos nós temos dificuldade em nos concentrar quando estamos preocupados ou chateados, e precisamos de mensagens mais simples para assegurar a compreensão. Termos como "câncer", "morreu", "não podemos curar" e "não há muito tempo para viver", apesar de difíceis de dizer, proveem mais clareza que "carcinoma", "lesão", "maligno" "não curativo" e "nós o perdemos". Estar particularmente atento a jargões e rodeios que são usados rotineiramente em suas conversas com colegas é crítico. Palavras como "paliativo" e "remissão", por exemplo, são pouco compreendidas. "Faleceu" tende a ser apropriado apenas para mortes esperadas.

Foco nos pontos-chave

Comunicação é sobre o panorama geral tanto quanto sobre os detalhes. Considere as porções-chave de informação que você gostaria que o paciente tivesse até o fim da conversa; por exemplo, que é câncer, que é sério e não pode ser curado. Em termos de prover uma estrutura para a conversa, estas podem ser consideradas as porções de informação. Enquanto você fornece mais detalhes em sua explicação, esteja ciente:

- Da quantidade de detalhe que a pessoa quer e pode absorver naquele momento
- Do equilíbrio entre compartilhar informação e prover tempo para a pessoa digeri-la
- Das perguntas que o paciente irá querer fazer.

Muitas pessoas que ouviram informações difíceis de médicos disseram que, quando a peça-chave das más notícias é dada (p. ex., a palavra "câncer"), sua mente parece se desligar e elas não conseguem mais ouvir o que está sendo dito. Então, enquanto a inclinação natural da pessoa dando a informação é prover mais informação – por exemplo, se há algo positivo que eles gostariam de adicionar –, isso simplesmente não está sendo ouvido. Permitir uma pausa é essencial.

Delinear o panorama geral permite à pessoa ter uma visão global do território. De maneira similar à organização de um livro, com título, sumário do conteúdo e capítulos, quando a pessoa tem uma estrutura geral ela pode escolher em quais áreas focar em maior profundidade. Isso não acontece de uma só vez. Por exemplo:

"Tenho informações importantes para dar hoje sobre o que descobrimos e algumas opções de tratamento. Não precisamos tomar uma decisão sobre tratamento hoje."

"Conversamos a última vez sobre as duas principais opções para tratamento. Você poderia me contar quais são os seus pensamentos até agora? Posso revisar qualquer coisa que você queira e, então, quem sabe, possamos traçar um plano de cuidado."

Explicação das implicações das notícias

Você pode ficar mais confiante em discutir detalhes médicos, como aspectos práticos do tratamento, estadiamento do câncer ou efeitos colaterais da quimioterapia. No entanto, do ponto de vista do paciente, outras questões podem ser mais urgentes, como implicações sobre a sua habilidade de trabalhar, planos para o futuro ou para tomar decisões familiares. Reconhecer os problemas mais amplos e prover um espaço seguro para o paciente levantá-los são o primeiro passo. Isso não significa que você será capaz de prover respostas ou soluções para todos esses problemas, e nem assumir que estas sejam decisões suas.

Dr. Miguel: *O que isso significa é que é provável que irá piorar ao longo dos próximos meses.*
Fernanda: *Eu ia trabalhar fora do país por 6 meses.*
Dr. Miguel: *Bem, isso pode ser imprevisível, e não consigo dizer com certeza. Mas se for piorar para você, os sintomas ficarão muito mais fortes do que eles estão agora.*
Fernanda: *Isso seria um problema, eu mal estou conseguindo lidar com eles agora. Então é um risco.*
Dr. Miguel: *Sim.*
Fernanda: *Eu não tinha percebido que isso iria afetar meu trabalho. Terei de pensar sobre isso.*

Permissão de tempo para o paciente digerir

Nessas conversas, a pessoas necessitam de tempo para começar a digerir a informação, embora frequentemente leve-se mais tempo para realmente absorver as notícias. Este é apenas o início do processo. Não encher demais a conversa com informações pode ajudar – assim como permitir conscientemente espaço entre cada trecho da conversa e rumo à conclusão para uma consolidação. Esteja atento aos sinais que indicam que a pessoa chegou ao limite de informações que consegue digerir nesta conversa.

Dr. Cardoso: *Eu lhe dei uma grande quantidade de informações hoje.*
Vitor: *Eu não estava esperando isso.*
Dr. Cardoso: *Poderíamos falar um pouco mais sobre o tratamento, ou prefere deixar para outro dia?*
Vitor: *Para ser honesto, não acho que conseguiria absorver agora.*

Solicitação de perguntas e apresentação de respostas

Checar se há perguntas ao fim de cada parte da informação é uma boa regra geral. Mesmo que um paciente não tenha uma pergunta no momento, isso sinaliza a sua disponibilidade para responder quaisquer questões que possam surgir. Geralmente, é útil responder perguntas diretas com respostas diretas. Note que algumas vezes as questões são feitas de maneira indireta – a pessoa pode estar cautelosa sobre abordar um tópico, mas sugere de que essa seja uma área na qual gostaria de entrar.

Luiz: *Sei que preciso fazer a cirurgia. A minha mulher não vai gostar, mas não é como se tivéssemos muita escolha.*
Dr. Cicero: *O que você quer dizer?*
Luiz: *Estávamos pensando em ter mais um filho, mas acho que isso está fora de cogitação agora.*

Esteja ciente de que os pacientes esperam que os médicos abordem certos tópicos sem que eles tenham de perguntar – e o fato de um paciente não ter feito uma pergunta não significa que ele não queira saber. Perguntar a uma pessoa se há algo que ela queira saber é razoável. Algumas vezes orientações sobre transmitir más notícias sugerem uma rota mais complexa, tal qual perguntar para a pessoa se ela é o "tipo de pessoa" que quer saber de tudo, de modo a obter a "permissão" do paciente para divulgar informações. No entanto, como questionamento geral isso pode ser confuso ou ainda gerar mais preocupação para o paciente. Se você estiver incerto sobre abordar ou não um assunto, como, por exemplo, quanto tempo é provável que a pessoa viva, o tema pode ser abordado gentilmente:

"Há mais informações que eu poderia dar sobre o que irá acontecer no futuro. Você gostaria de falar sobre isso agora?"

Oferta de encorajamento adequado

Informação e confiança precisam ser honestas e realistas. Frequentemente, frente às incertezas inerentes à saúde, você poderá não estar apto a oferecer as respostas definitivas que a pessoa pode estar esperando. Seu conhecimento clínico e sua experiência têm impacto na sua confiança. Então, é importante balancear um senso de esperança – o que é significativo para muitos pacientes – com a consciência do que você pode ou não prover.

Jonatan: *Eu ficarei curado ou vou precisar de tratamento para o resto da vida?*
Dra. Rebeca: *Espero que as coisas fiquem melhores depois deste tratamento. Não posso dizer se você ficará ou não curado. Iremos observar de perto e provavelmente repetir o tratamento, se necessário.*

Há alguns aspectos sobre os quais é mais provável que você consiga oferecer tranquilidade; por exemplo, que a equipe do hospital é muito boa, e que o controle de dor é levado extremamente a sério. Outro aspecto sobre mostrar o paciente é transmitir que você compreende a dificuldade da situação e que você e seus colegas estão comprometidos em oferecer o melhor cuidado que podem. Oferecer suporte emocional, demonstrar empatia e compaixão são críticos. Algumas vezes, simplesmente sentar-se em silêncio e apoiar o paciente já pode ser solidário e tranquilizante.

Dr. Fraiz: *Os resultados sugerem que não é apenas um nódulo "comum".*
Rute: *Parecem más notícias.*
Dr. Fraiz: *Eu estava esperando poder tranquilizá-la, mas o exame realizado no nódulo revelou que as células não eram normais.*
Rute: *Isso não soa como coisa boa.*

Dr. Fraiz: *Não. É câncer.*
Rute: *Nós todos sabemos o que isso significa...*
Dr. Fraiz: *Compreendo que seja um choque.*

Afeto e cuidado podem ser transmitidos ao longo da consulta. A forma como você introduz o tópico das más notícias irá influenciar a maneira como o paciente responde. Algumas vezes é útil usar prefácios como:

"Eu estava me perguntando se você já havia pensado no que significaria se esta infecção não se resolvesse tão rapidamente quanto da última vez..."

Uma autodepreciação gentil também pode encorajar o paciente a falar mais abertamente, por exemplo:

"Você pode achar que algumas das minhas perguntas são um pouco estranhas, mas não consigo deixar de me perguntar se..."

Mostrar aos pacientes que você não tem medo de discutir suas preocupações, independentemente do que elas possam ser, é uma forma importante de demonstrar empatia. Deduzir sentimentos e preocupações é uma parte importante desse processo. Por exemplo:

Dr. Sérgio: *Qual é a sua principal preocupação agora que eu lhe contei o que pode acontecer?*
Tomas: *Ter dor e não ser capaz de cuidar de mim mesmo.*
Dr. Sérgio: *Certo. Vamos discutir as duas coisas.*

Esteja atento ao fato de que pacientes e familiares podem demonstrar qualquer tipo de resposta emocional, inclusive nenhuma. Pessoas que não estão esperando más notícias podem simplesmente ficar chocadas, percebendo o impacto emocional após algum tempo. Além disso, algumas pessoas preferem não ficar visivelmente chateadas na frente dos médicos. Negação e raiva também são reações emocionais possíveis. Lembrar-se de que essas reações têm origem no estresse extremo que a pessoa está passando pode ajudar muito.

Dizer *"sinto muito"* é uma forma aceita de demonstrar empatia e compaixão. Evite negar o sentimento ao qualificar com "mas". Por exemplo, *"Sinto muito, mas fizemos o melhor que podíamos."* Também evite *"Sinto muito em ser a pessoa a contar"*, já que isso demonstra maior preocupação com as suas próprias necessidades emocionais do que com as do paciente.

Consideração da prontidão do paciente para tomar decisões

Algumas vezes os pacientes estão esperando (ou em parte esperando) más notícias, e podem ter pensado sobre algumas opções e estar prontos para fazer planos práticos. A maioria dos pacientes para os quais a notícia é devastadora e um choque inesperado pode não se sentir pronta para tomar decisões imediatamente após receberem as notícias. Ser obrigado a fazer arranjos imediatos para tratamento pode deixar os pacientes com o sentimento de que simplesmente precisam concordar com o plano que está sendo exposto, aumentando a sensação de desamparo e perda do controle.

Para uma decisão compartilhada com o médico, as pessoas geralmente precisam de tempo para absorver a informação. Considere as opções disponíveis para facilitar isso. Por exemplo, você pode voltar e ver o paciente mais tarde, após a família ter vindo visitá-lo ou ele ter falado com alguém próximo ao telefone? Quando o contexto do processo de cuidado tornar isso difícil, os planos imediatos podem ser revisitados. Por exemplo:

"Sei que você provavelmente quer mais tempo para pensar sobre isso. Se eu fizer hoje uma solicitação para que você seja encaminhado para esta unidade, ainda vai demorar um pouco para que você consiga um horário, mas isso já o coloca no sistema, sem atraso. O que você acha disso? Talvez você possa voltar daqui alguns dias, quando tiver tido tempo para pensar e conversar com a sua família?"

Responsividade às indicações para encerrar a consulta

A comunicação é um processo dinâmico. Mesmo que você tenha uma lista de informações que estava esperando cobrir, pode ser muito para o paciente em um único encontro. Esteja atento se, durante a conversa, o paciente chegou ao ponto de que já basta e é necessário parar. No caso de dar notícias muito repentinas e significativas, como a morte de um familiar, pode haver muito pouco "conteúdo" comparado com o que você estava esperando discutir, pois o familiar pode não estar pronto para fazer muitas perguntas ou receber informações detalhadas. Ao compreender essa situação, você pode sentir que será melhor encerrar a consulta e combinar um retorno em outro momento. Não há muito sentido em continuar provendo informações que a pessoa não será capaz de absorver.

Preparo de um plano imediato

Mesmo que a pessoa não esteja pronta para tomar decisões, ter um plano simples e concreto é essencial para encerrar uma consulta, e pode ajudar, de uma maneira muito sutil, a mostrar que a situação pode seguir em frente. Por exemplo:

"Irei organizar os exames sobre os quais conversamos. Após fazer o exame, você poderia voltar aqui para conversarmos mais?"

Seja claro sobre como o paciente pode entrar em contato com você. Repetir seu nome e escrever qualquer informação de contato em uma folha de papel (incluindo seu nome) pode ajudar.

Pode ser surpreendentemente difícil encerrar uma consulta em que você tenha compartilhado más notícias. Você provavelmente irá querer ficar para consolar o paciente, mesmo quando você precisar atender outras pessoas. Pacientes precisam de tempo para si mesmos após receberem más notícias. Pode ser útil oferecer *uma* das opções a seguir:

- Perguntar ao paciente/familiar se há alguém para quem eles gostariam que ligasse
- Se eles gostariam de um tempo para organizar seus pensamentos (talvez oferecer uma xícara de chá)
- Se gostariam que alguém se sentasse com eles.

É importante não sobrecarregar o paciente neste momento. Quando as pessoas recebem notícias chocantes, elas frequentemente relatam que sua linha de raciocínio é interrompida e sua cabeça permanece girando com as implicações. Nesse estado, as pessoas podem ser incapazes de tomar sequer decisões pequenas. Consequentemente, organizar essas ofertas como perguntas retóricas pode ajudar, por exemplo: *"Devo chamar uma enfermeira para sentar-se com você?"* para transmitir *"Vou pedir a uma enfermeira para sentar-se com você."*

> **Exemplo de caso 7.1** Fornecimento de notícias sobre câncer de mama.
>
> A Sra. Santos notou um nódulo em seu seio e passou várias semanas se preocupando com isso. Ela inicialmente sentiu-se assustada demais para contar ao seu marido ou ao médico, mas foi ao seu clínico geral quando começou a perder peso e ter dificuldade para dormir. Os exames revelaram câncer de mama, e ela passou por uma remoção cirúrgica do nódulo. Ela está agora em uma consulta com o médico, com seu marido presente.
>
> Considere como este caso ilustra elementos sobre o compartilhamento de más notícias, como transmitir empatia, ser prático, ser discreto, ser aberto sobre o prognóstico e trabalhar em conjunto com o paciente para considerar o plano de cuidado.
>
> SRA. SANTOS: *É tudo minha culpa. Se eu tivesse vindo antes, isso não teria acabado assim.*
> DR. DURVAL: *O fato de que você veio e recebeu o tratamento é importante.*
> SR. SANTOS: *Minha esposa se culpa. Se apenas ela tivesse me contado antes. Eu realmente fico chateado de que ela tenha se preocupado com tudo isso sozinha. Ela irá melhorar, doutor?*
> DR. DURVAL: *Pelos exames que realizamos, estamos confiantes de que fomos capazes de remover o tumor do seu seio. Precisaremos descobrir agora se ele se espalhou para mais lugares. Se sim, irá depender de onde se espalhou e qual dano ele já causou. Você tem alguma pergunta para mim neste ponto?*
> SR. SANTOS: *Eu gostaria de ser otimista, mas desta vez estou muito preocupado.*
> DR. DURVAL: *Qual é a sua maior preocupação?*
> SR. SANTOS: *Que irei perder minha esposa (chora e o casal se abraça).*
> DR. DURVAL (PARA A SENHORA SANTOS): *Há possibilidade de não termos removido todo o câncer. Há alguma decisão que a senhora tenha de tomar de imediato?*
> SRA. SANTOS (CHORANDO): *Eu ia voltar a trabalhar em alguns meses, e um dos nossos filhos está indo para a universidade este ano.*
> DR. DURVAL: *Como a senhora vê a sua doença afetando esses fatos?*
> SRA. SANTOS: *Teremos de deixar tudo parado até que possamos saber onde isso vai, mas não quero que minha filha fique em casa cuidando de mim.*
> DR. DURVAL: *Vocês já pensaram em como vão contar para os seus filhos?*
> SR. SANTOS: *Seremos completamente abertos com eles dois. Ainda podemos esperar que minha esposa vá para casa logo?*
> DR. DURVAL: *Sim, isso não mudou. É importante manter a cabeça aberta para decisões até que tenhamos mais informações dos exames. Entendo que deve ser estressante para vocês dois não ter ainda uma ideia de como as coisas irão acabar.*

Feedback e transferência para os colegas

Faz parte das boas práticas informar aos colegas sobre o encontro com o paciente, resumindo o que foi explicado ao paciente e outras pessoas, e apontar preferências particulares e preocupações que o paciente tenha mencionado e que seus colegas precisem saber. Isso ajuda para que outras pessoas envolvidas no cuidado do paciente saibam qual poderá ser o ponto de início do paciente na próxima consulta. No entanto, esteja atento que alguma, ou até toda, informação pode precisar ser recapitulada, e o paciente pode ter novas questões ou preocupações. Discutir com colegas também pode ajudar como suporte profissional, explorando ideias sobre como cuidar melhor do paciente ao longo do processo.

O que fazer se...

Como um estudante em treinamento, contemplar o compartilhamento de más notícias pode ser assustador. Mesmo médicos com experiência em compartilhar más notícias relatam que essa é uma de suas tarefas mais desafiadoras. É comum ter receio sobre o que pode acontecer, em particular reações extremas por parte da pessoa recebendo as notícias, como: "O que eu faço se um paciente chorar, ficar com raiva ou tornar-se violento?". É praticamente impossível prever como um paciente ou familiar irá reagir a más notícias, mesmo que você os conheça bem. É importante, no entanto, agir de maneira solidária e profissional. Qualquer recomendação que possa ser apropriada para a situação específica, agindo de forma congruente com os seus próprios sentimentos e dentro dos limites da conduta profissional, é um bom guia. Por exemplo, se você não se sente confortável segurando a mão de um paciente enquanto ele chora, não faça isso, porque provavelmente irá parecer forçado e estranho.

E se o paciente chorar?

Mostrar apoio ao paciente que fica chateado usualmente toma a forma de pausar a consulta, e também de estender um lenço. O paciente dará alguma indicação se você deve continuar ou esperar um momento. Ainda que alguns médicos defendam o toque (p. ex., no ombro ou braço), se isso não for natural, pode parecer intrusivo. Algumas vezes, o paciente pode segurar a sua mão quando você colocar o lenço em suas mãos. O toque pode indicar que você não tem "medo" do diagnóstico (pacientes diagnosticados com condições sérias, como câncer, relatam que as pessoas tendem a tocá-los menos). No entanto, é geralmente inapropriado abraçar ou beijar um paciente.

Pacientes frequentemente querem que a consulta continue e podem esperar que você continue mesmo antes de eles terem parado de chorar. Reconhecer a emoção é importante, por exemplo:

"Vejo que isso é desolador. Você gostaria que eu continuasse ou precisa de um momento?"

Tentar minimizar ou parar a emoção da pessoa, mesmo que com boas intenções, mostra falta de empatia e compaixão. Por exemplo, *"Não se preocupe com isso agora"* ou *"Na verdade, poderia ser bem pior"*.

Como você reagiria se um amigo próximo compartilhasse más notícias com você e começasse a chorar? O que você acha que um amigo poderia esperar de você? Como você saberia o que fazer?

E se o paciente ficar com raiva ou violento?

Pense em uma situação em que você poderia entrar em uma discussão com um estranho. O que provavelmente inflamaria a situação e possivelmente levaria à violência?

Há diferentes tipos de raiva. Uma é a reação negativa imediata ao receber notícias chocantes, impulsionada por uma combinação de querer negar a realidade com esperar que os médicos tenham sido incompetentes e que os resultados estejam errados. É uma reação humana natural querer culpar *alguém* quando algo muito ruim aconteceu e que é percebido como realmente injusto. É uma das maneiras de sentirmos que temos mais controle sobre nossas vidas. Calmamente, reconhecer a emoção e a perturbação que a causou é importante, por exemplo:

"Vejo que você está com raiva de tudo isso. Posso garantir que eu gostaria que estes resultados estivessem errados também. Sinto muito que eles não estejam."

Manter-se calmo, educado, atencioso e respeitoso quando confrontado por alguém com raiva é a abordagem mais efetiva. Lembrar-se de que não é você especificamente o alvo da raiva, e sim a situação, pode ajudar.

Há outras formas de raiva, como quando a pessoa está gritando com você, quando você se sente ameaçado ou quando a pessoa faz um ataque pessoal (p. ex., diz algo depreciativo sobre você). Se a raiva se intensificar, pode ser útil demonstrar empatia enquanto mantém os limites claros. Por exemplo, você pode dizer, de maneira educada e justa, mas ainda firme:

"Percebo que você não estava esperando ouvir isso. Sinto muito pelas notícias. Infelizmente, não posso ter uma discussão com você enquanto você estiver gritando comigo."

Se isso não resultar em uma rápida diminuição da agressividade, você pode precisar encerrar a consulta:

"Sinto muito que o senhor se sinta assim. Vou pedir ao meu colega para acompanhá-lo até a saída. Melhor discutirmos isso em um outro momento."

Se em algum momento você se sentir em risco de uma possível agressão física, ou se sentir abusado verbalmente, pode não ser apropriado sinalizar um encerramento para a consulta, se você sente que isso pode inflamar ainda mais a situação. Nesse caso, você pode simplesmente deixar a sala e buscar assistência imediata dos seus colegas.

Muitos pacientes e familiares ficam mortificados por terem perdido a calma, e irão querer se desculpar mais tarde.

Pontos-chave

- A maneira como más notícias são compartilhadas afetam como as pessoas lidam com a situação e se ajustam a ela
- Apesar de haver algumas situações que a maioria das pessoas concorda que representem notícias ruins, ainda há algumas diferenças nas percepções e reações das pessoas às más notícias
- Dar más notícias envolve os mesmos elementos de comunicação que outras situações em que informações são compartilhadas com pacientes e familiares
- Compartilhar más notícias requer tempo, um ambiente livre de distrações e interrupções, escuta ativa, empatia e humildade para dizer que você pode não ter respostas para certas perguntas.

Referências bibliográficas

1. Lane R. Breaking bad news. In: Brown J, Noble LM, Papageorgiou A, editors. Clinical communication in medicine. Chichester: John Wiley and Sons Ltd; 2016.
2. General Medical Council. Consent: patients and doctors making decisions together. Manchester: General Medical Council; 2008.
3. General Medical Council. 0-18 years: guidance for all doctors. Manchester: General Medical Council; 2007.
4. General Medical Council. Treatment and care towards the end of life: good practice in decision making. Manchester: General Medical Council; 2010.
5. Pinker S. The sense of style: the thinking person's guide to writing in the 21st century. New York: Penguin; 2014.

8

Comunicação com a Família do Paciente

Robert Bor, Margaret Lloyd, Lorraine Noble

No curso de Medicina, os estudantes aprendem a pensar no corpo humano como um conjunto de sistemas inter-relacionados no qual alterações em um sistema podem resultar em mudanças em outro. Por exemplo, se você está atrasado para uma prova, começará a se sentir estressado e irá apressar a sua jornada. À medida que você anda mais rápido e os músculos das suas pernas trabalham mais, sua frequência cardíaca irá aumentar, sua respiração se tornará mais rápida e você começará a suar. Quando você percebe que irá chegar a tempo, passa a se sentir aliviado, sua frequência respiratória diminui e você nota seu coração começando a voltar ao ritmo normal. De maneira similar, os problemas de saúde de uma pessoa têm impacto sobre outros sistemas que ela integra, dos quais provavelmente a família é o mais significativo.

No modelo "biomédico" de cuidado, alunos são ensinados a procurar por problemas dentro da pessoa e depois focar o tratamento exclusivamente no sistema orgânico relevante. No entanto, também sabemos que os ambientes físico e social de um indivíduo têm um papel importante no desenvolvimento de problemas de saúde e na resposta da pessoa a eles. Por exemplo, pessoas jovens têm maior probabilidade de começar a fumar se seus pais ou outros membros da casa fumam.[1] Para muitas pessoas, a doença afeta vários aspectos de suas vidas, além das vidas de outras pessoas em sua família.

Pâmela é casada e mãe de duas crianças em idade escolar. Ela gerencia um pequeno negócio. Um dia ela descobre um nódulo em seu seio e exames revelam uma forma agressiva de câncer de mama. Ela inicia um programa intensivo de tratamento que consome tempo e é exaustivo. Ela pede ajuda a sua irmã para levar as crianças para a escola, e seu marido pede ao empregador que reduza suas horas de trabalho para que ele possa ajudar mais a família. Os médicos são incapazes de prever se o tratamento será bem-sucedido, e a família enfrenta um futuro incerto. Pense por um momento sobre formas pelas quais a doença de Pâmela está afetando a vida dela, de seu marido, de seus filhos e do restante de sua família.

É útil considerar as diferentes formas com que aqueles próximos ao paciente podem prover suporte (Figura 8.1).

Na enfermidade, buscamos suporte e podemos depender mais de nossa família e amigos próximos. Apoio não está relacionado apenas com problemas práticos, como ajudar o paciente a ir e vir da clínica ou garantir que as crianças sejam buscadas na escola. Também está relacionado com o suporte emocional e o conforto em um momento em que as pessoas estão se sentindo preocupadas e fatigadas. Estudos demonstram que o suporte social pode agir como proteção para o estresse psicológico. Também há evidências de que nossos corpos passam por mudanças psicológicas em momentos estressantes, sendo o sistema imune particularmente afetado. Suporte social, portanto, pode ter impacto tanto na saúde física quanto na saúde mental de uma pessoa. Encorajar o paciente a buscar apoio de outras pessoas pode ser

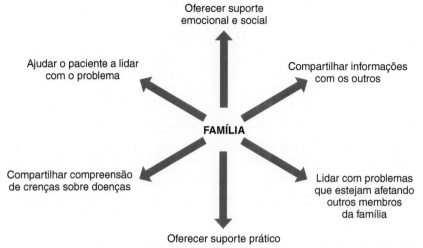

Figura 8.1 Como a família pode ajudar no diagnóstico, no tratamento e no cuidado.

facilitado conversando sobre a família e fazendo perguntas sobre quem o paciente considera sua família próxima.

É importante notar também que algumas vezes as pessoas mais próximas ao paciente não são familiares, e é direito dele escolher quem gostaria de envolver em seu cuidado. O texto do General Medical Council reconhece que aqueles apoiando o paciente podem ou não ser membros da família:[2]

"Você deve ter consideração por aqueles próximos ao paciente e ser sensível e responsivo em dar a eles informação e apoio."

Observações iniciais

Antes de começar a conversa, verifique se o paciente está ou não sendo apoiado por outras pessoas:

- O paciente está sozinho ou há alguém com ele?
- Apenas um familiar veio ou muitos membros da família?
- O paciente recebeu alguma visita durante a internação?
- O paciente recebeu cartões ou alguém trouxe itens pessoais (p. ex., escova de dentes, escova de cabelo)?
- O paciente conversa com outras pessoas na enfermaria?

Claro, essa informação não revela se a pessoa prefere buscar outros para apoiá-lo ou se lida melhor com o problema sozinha. Isso pode ser explorado conversando com o paciente.

Identificação de membros da família

Apesar de a informação factual sobre a família do paciente ser necessária para completar o histórico médico, também é importante perguntar sobre família e amigos para identificar quem são as pessoas com maior probabilidade de prover suporte prático e emocional. Perguntas podem ajudar a explorar isso, por exemplo:

"Quem está aqui com você hoje?"
"Quem você considera sua família próxima?"
"Quem mais está ajudando enquanto você está doente?"
"Quem está vivendo em casa com você?"
"Você mencionou um parceiro; e quanto a outros membros da família, como irmãos, irmãs, pais?"

Pode ser útil desenhar uma árvore genealógica, algumas vezes chamada genograma, enquanto você estiver conversando com o paciente.[3,4] Isso ajuda a organizar e representar graficamente informações sobre relacionamentos. A Figura 8.2 mostra o genograma de um paciente com doença coronária. Note o padrão familiar da doença. Um genograma inclui detalhes de gênero, idade, relacionamentos e mortes na família; também pode incluir um histórico de doenças.

Tendo coletado detalhes sobre a família, pode ser útil explorar as visões do paciente sobre a qualidade desses relacionamentos, por exemplo:

"Com qual frequência você tem contato com o seu filho/filha?"
"Há alguém que poderia ajudar você a fazer as compras?"
"Você mencionou sua irmã. Há alguma razão pela qual não pediria ajuda ao seu irmão?"
"Quem se preocupa mais com você?"
"Há alguém que deveria saber que você está aqui hoje?"

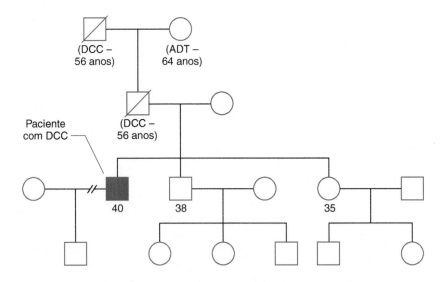

DCC = doença coronariana cardíaca; ADT = acidente de trânsito.

Figura 8.2 A árvore genealógica de um paciente.

À medida que a conversa continua, você pode explorar o quanto as pessoas próximas ao paciente estiveram envolvidas até aquele momento, por exemplo:

"Que apoio você acha que mais ajuda? E quem o oferece?"
"Quais ideias outros familiares têm sobre a sua doença?"
"Como os outros membros da família têm se comportado desde que você adoeceu?"
"Quem tem dado mais apoio?"
"Como você acha que os outros membros da família vêm gerenciando esta situação?"

Influência da família no cuidado e no tratamento

Uma pessoa que passa pela experiência de uma doença não faz isso do nada. As preocupações da pessoa sobre a doença são influenciadas por suas próprias experiências com doenças e as experiências de seus amigos e familiares. Visões sobre doenças são afetadas por crenças da família quanto à natureza da doença e expectativas sobre o quanto e como a doença deve ser tratada. Sociólogos escreveram sobre o "papel do doente" com relação aos relacionamentos do paciente com profissionais da área da saúde e familiares. No "papel de doente", uma pessoa tem "direitos" (p. ex., isenção dos papéis sociais normais) e "responsabilidades" (p. ex., tentar melhorar). Nós nos tornamos mais dependentes dos outros quando ficamos doentes e isso pode alterar relacionamentos familiares normais. Por exemplo, pode haver uma inversão de papéis, em que uma filha ou um filho assumam o papel de cuidar. Familiares saudáveis também podem sofrer como resultado de doenças na família. Por exemplo, o irmão de um menino com uma doença séria pode matar aula, furtar coisas ou molhar a cama quando seu irmão é internado no hospital. O marido de uma paciente com câncer pode ter dificuldades para dormir por alguns meses devido à preocupação. O estresse psicológico pode se manifestar de diferentes formas, dependendo da idade e do papel do familiar.

Relacionamentos em toda a família, não importa quão rígidos possam parecer, são dinâmicos e complexos. Em momentos de doença, a capacidade de cada pessoa em adaptar-se é testada em resposta a novas demandas. Esse é o motivo pelo qual relacionamentos familiares frequentemente são mais tensos e incertos nesses momentos.

Deve-se fazer perguntas sobre:

- Como a pessoa está enfrentando a situação
- Quais problemas estão sendo vivenciados
- Visões da família sobre doença e tratamento.

Reconhecer os efeitos da doença na família pode ajudar a compreender melhor a situação do paciente e oferecer suporte. Por exemplo:

"Alguém mais da sua família sofreu de um problema similar?"
"Houve alguma mudança em seus relacionamentos familiares desde a sua doença?"
"Quem acha mais difícil de lidar?"
"Quais ideias os seus familiares têm sobre a sua doença?"
"Como a sua família lidou com doenças sérias (ou morte) no passado?"
"A visão de qual membro de sua família sobre tratamento e saúde é mais influente?"

Estudantes de Medicina e médicos algumas vezes se preocupam em fazer perguntas que podem revelar problemas no círculo social do paciente; por exemplo, se um membro da família está achando difícil lidar com a situação. No entanto, pacientes e suas famílias apreciam ser indagados e ouvidos, e não esperam que a equipe médica resolva esses problemas. Discussões sobre circunstâncias familiares podem elucidar necessidades a serem abordadas por outros serviços, como apoio aos cuidadores.

Trabalho com casais

A natureza próxima do relacionamento de um casal pode ser profundamente afetada pela doença. Isso é influenciado por vários fatores, incluindo:

- Natureza da doença (p. ex., crônica, progressiva, disfunção sexual)
- Efeitos específicos da condição ou tratamento (p. ex., problemas de mobilidade, disfunção sexual)
- Se o início foi agudo ou gradual, e se o casal pôde se preparar para isso
- Qualidade preexistente do relacionamento
- Experiências pessoais prévias em lidar com doenças
- Papel da pessoa no relacionamento (p. ex., provedor)
- Se a doença é infecciosa
- Papéis existentes de cada pessoa na rede familiar, e o relacionamento do casal com o restante da família
- Disponibilidade de suporte vindo de outros familiares ou cuidadores
- Estágio de desenvolvimento do casal (p. ex., recém-casados ou um casal em uma relação longa envelhecendo junto)
- Resiliência psicológica de cada indivíduo.

Quando a doença afeta o relacionamento de um casal, o efeito pode ser tanto desestabilizador quanto pode criar um laço ainda mais forte entre os parceiros. Algumas vezes há os dois efeitos, apesar de a maior proximidade ser frequentemente precedida por um período de incerteza e instabilidade, as quais são normais. Esses estágios flutuantes ocorrem como resultado de sentimentos como medo, antecipação da perda, medo do abandono, raiva ou solidão. Parceiros também podem ter expectativas a respeito do outro que não são cumpridas, dando origem a sentimentos de ressentimento. Além da ruptura da rotina e da realocação de tarefas que frequentemente ocorre como consequência de doenças, não é surpreendente que tensões surjam quando um dos parceiros se torna enfermo. O estresse pode aparecer de diferentes maneiras, dependendo do casal. Por exemplo, o paciente pode se tornar mais quieto e distante na consulta com o médico enquanto seu parceiro faz mais perguntas e propõe decisões desafiadoras.

É muito fácil para o estudante de Medicina ou médico se sentir envolvido nessas dinâmicas de relacionamentos e se sentir "puxado" para o lado de um ou outro parceiro. Por razões óbvias, deve resistir a isso. Questionamentos gentis e sensíveis podem ser usados para explorar a perspectiva do paciente e de seu parceiro, por exemplo:

"Seu marido parecia bastante estressado quando a visitou hoje. Aconteceu algo importante?"
"Então você vem tendo incontinência no último ano. Como isso afetou as coisas na sua casa?"
"De certa maneira, vocês trocaram de papel, e você fica em casa enquanto seu parceiro sai para trabalhar. Como isso afetou o seu relacionamento?"
"Seu parceiro parecia bastante preocupado com isso. O que você acha?"
"Vejo que a situação pode criar tensão em um relacionamento. Como vocês estão lidando com isso?"

Confidencialidade

Pacientes adultos têm direito de que a informação seja confidencial dentro da equipe médica e não compartilhada com seus familiares. Ainda assim, muitos pacientes esperam que suas famílias se envolvam em seu cuidado e se mantenham informadas à medida que as coisas vão acontecendo. Para assegurar que os desejos do paciente sejam cumpridos e evitar mal-entendidos, guias sobre compartilhamento de informações com aqueles próximos ao paciente observam que o médico deve *"descobrir do paciente quais informações ele gostaria que fossem compartilhadas, com quem e em quais circunstâncias"*.[5] Isso é mais bem estabelecido cedo no processo de cuidado, e deve estar em constante revisão. Por exemplo, um paciente pode concordar que familiares tenham atualizações gerais sobre seu estado, mas não resultados de exames.

Ao ser internado no hospital, um paciente geralmente é solicitado a dar detalhes de um contato em caso de emergência, frequentemente referido como "parente mais próximo". Mesmo que na maioria das vezes isso signifique um familiar de sangue mais próximo ou o parceiro, um paciente pode especificar qualquer pessoa próxima a ele como "parentes mais próximos". Esse termo não carrega implicações legais no Reino Unido, e membros da família que são "parentes mais próximos" não têm o direito de ser informados ou de estar envolvidos em decisões sobre o cuidado do paciente. Isso pode parecer contraintuitivo para familiares que não conhecem as regras médicas de confidencialidade. Guias profissionais detalham regras sobre compartilhar informações com familiares em circunstâncias específicas; por exemplo, se o paciente não tiver capacidade mental para tomar decisões sozinho, se o paciente for uma criança (menor de 18 anos de idade), ou na ocasião da morte do paciente. [5,6]

Fazer perguntas para esclarecer os desejos do paciente é útil para assegurar o equilíbrio correto entre manter a confidencialidade e compartilhar informações que ele quer que sejam compartilhadas. Por exemplo:

"Algumas vezes familiares ligam para o hospital para obter informações. Você gostaria que fornecêssemos essa informação por telefone? Com quem você gostaria que compartilhássemos informações? Qual informação você gostaria que fosse compartilhada?"
"Você gostaria que ligássemos para seu filho/filha após a cirurgia para avisá-los como foi?"
"Se algo acontecer com você, a quem gostaria que avisássemos?"
"Você gostaria que eu explicasse esses resultados para o seu marido quando ele chegar?"

Se você for contatado por familiares que não conhece e não tiver instruções prévias do paciente sobre com quem a informação deve ser compartilhada:

- Quais serão as suas responsabilidades com relação à confidencialidade?
- O que você diria ao familiar?

Segredos

Lidar com a doença pode ser uma experiência extremamente estressante para pacientes e seus familiares. Tabus sociais com relação a conversar sobre doenças sérias, doenças infecciosas, problemas de saúde mental e morte são largamente difundidos.[7,8] Com boas intenções, portanto, algumas vezes o paciente ou seus familiares desejam proteger uns aos outros de notícias difíceis.

Fazer perguntas hipotéticas e orientadas para o futuro é uma estratégia não confrontante que ajuda o paciente a considerar ideias que de outra maneira ele temeria abordar. Algumas vezes familiares querem proteger o paciente, e podem solicitar que informações sobre os resultados

Exemplo de caso 8.1 Um paciente relutante em contar à esposa sobre um possível câncer testicular.

Clóvis, 52 anos, visitou o seu clínico geral porque estava sentido dores em um dos testículos e recentemente notou um nódulo. Ele também relatou tosse persistente e episódios de dores na parte inferior das costas. O médico estava preocupado e sugeriu um encaminhamento urgente para mais exames.

Dr. Silmar: *Há alguém mais que poderia ir com o senhor no dia?*
Clóvis: *Minha esposa, mas não posso contar isso a ela.*
Dr. Silmar: *Você não contou para ela sobre o nódulo e a dor?*
Silmar: *Não, o pai dela morreu de câncer. Não quero preocupá-la se não for necessário.*
Dr. Silmar: *Se ela soubesse que o senhor veio hoje, o que acha que ela iria dizer?*
Clóvis: *Ela estaria muito preocupada. Talvez eu possa dizer para ela que estou indo para o norte por alguns dias para ver meu irmão enquanto faço todos estes exames.*
Dr. Silmar: *O que o senhor acha que mais a preocuparia?*
Clóvis: *Me perder também, eu acho.*
Dr. Silmar: *Se o senhor estivesse no lugar dela, o senhor gostaria de saber?*
Clóvis: *Sim, suponho que sim.*
Dr. Silmar: *Então o que o senhor quer fazer?*
Clóvis: *Você pode contar para ela, doutor? Fiquei acordado a noite toda pensando em como vou contar isso para ela.*
Dr. Silmar: *Sim, eu posso. O senhor pode voltar ao final do dia? Podemos revisar quaisquer perguntas que vocês dois tenham.*

dos exames sejam dadas a eles primeiro, ou que informações sejam omitidas do paciente. É importante entender a intenção do familiar em proteger o paciente de informações perturbadoras ou do fardo de tomar decisões. Independentemente disso, a responsabilidade do médico é com o paciente, e o paciente tem o direito de receber informações sobre a sua saúde e ser envolvido no processo de tomada de decisão. Estes podem parecer objetivos incompatíveis. Ter uma conversa que aborde as preocupações subjacentes do familiar pode tranquilizar e apoiar ambos, o paciente e seus familiares.

Resposta a preocupações e medos

Cada membro da família irá responder de forma diferente à doença de seu parente, dependendo dos papéis que ambos assumem na família. Alguns membros da família acham mais fácil oferecer suporte prático, enquanto outros preferem dar suporte emocional. Outros são repelidos pela doença, visitam com pouca frequência ou preferem perguntar sobre a condição do paciente por telefone. De forma contrastante, algumas famílias organizam uma vigília de 24 h em turnos para estar com o paciente em todos os momentos. A maioria dos hospitais infantis e enfermarias pediátricas faz adaptações para que os pais possam passar a noite com seus filhos. Quando familiares estão ansiosos, eles naturalmente buscam por um médico para obter informações sobre o diagnóstico e o provável prognóstico, além de outras questões. Dificuldades podem surgir quando:

- Familiares abordam membros "júnior" da equipe, como residentes e estudantes de Medicina. Isso acontece especialmente quando médicos mais experientes não proveem informações claras sobre a doença, prognóstico e tratamento. O médico júnior (residente) pode não ter o conhecimento ou a experiência para dar uma resposta clara, e estudantes não estão em posição para dar informações. Em ambos os casos, o indivíduo abordado precisará demonstrar compreensão da necessidade do familiar por informações e buscar uma forma para que o familiar e o paciente tenham uma conversa com alguém capaz de prover a informação requerida. Reconhecer a preocupação e a perturbação do familiar é a chave

- Familiares buscam as opiniões dos diferentes profissionais de saúde envolvidos com o cuidado do paciente, buscando "extrair a verdade" ou obter uma palavra de esperança em uma situação aparentemente sem possibilidades terapêuticas. Em uma situação de incerteza, o equilíbrio entre oferecer esperança e compartilhar a sua avaliação honesta dos fatos é uma das mais difíceis tarefas de um médico. Nessas situações, dedicar tempo para reconhecer as emoções do familiar e o impacto da doença sobre ele podem ser tão importantes quanto repetir a informação factual
- O paciente e os seus familiares têm opiniões diferentes sobre a ação mais apropriada a tomar. Isso pode estar relacionado com a opção de tratamento ou com as ações de longo prazo (como se o paciente volta a viver em sua própria casa ou em uma instituição de cuidado permanente). Essas diferentes posições podem refletir prioridades diferentes para o paciente e seus familiares. Elas também refletem os medos e as preocupações dos familiares e paciente. Ainda que pacientes adultos tenham o direito de escolher seu tratamento, excluir a visão das pessoas próximas pode fazer com que informações importantes sejam deixadas de fora do processo decisório. Dedicar tempo para uma conversa em que as visões do paciente e dos familiares sejam exploradas e as razões por trás destas sejam discutas pode permitir uma discussão abrangente dos problemas com antecedência à tomada de decisão.

Pontos-chave para a comunicação com a família do paciente

As estratégias a seguir podem ajudar você a ter conversas efetivas com os pacientes e suas famílias:

1. Descubra quem são os familiares no início; pergunte seus nomes e a sua relação com o paciente.
2. Envolva membros da família na discussão, assegure-se de que eles tenham tempo para compartilhar informações, levantar preocupações e fazer perguntas.
3. Reconheça o apoio que os membros da família oferecem.
4. Pergunte quais são as perspectivas dos membros da família.
5. Se parte da consulta é com o paciente sozinho, sempre que possível, encontre um local onde os familiares possam esperar.
6. Pergunte ao paciente para quem na família e qual informação pode ser dada.
7. Identifique um funcionário-chave (enfermeiro ou médico) a quem os familiares possam contatar se necessário. Por exemplo, combine como os membros da família serão contatados caso a saúde do paciente se deteriore.
8. Compartilhe informação primeiro com o paciente e cheque se você tem a permissão dele para discutir isso com os demais.
9. Quando em dúvida, diga aos familiares para perguntarem ao paciente, se você não tiver certeza de que tem a permissão dele para discutir algo novo com eles.
10. Escreva no prontuário um resumo das discussões com familiares, para que seus colegas saibam o que foi discutido e com quem.
11. Se o paciente estiver muito mal, encoraje os familiares a fazerem visitas frequentes e breves.
12. Não examine um paciente (exceto se for uma criança) em frente a seus familiares.

13. Não realize procedimentos (como coleta de sangue) na frente de familiares. Peça a eles que saiam da sala ou quarto.
14. Não discuta problemas familiares durante a visita ou em outros ambientes onde pessoas não autorizadas possam ouvi-lo.

Pontos-chave

- A doença não só tem impacto sobre os indivíduos, como também afeta familiares e pessoas próximas ao paciente
- Membros da família podem prover suporte prático e emocional, então é importante abordar suas preocupações pessoais e seu papel no cuidado
- Desenhar uma árvore genealógica oferece uma representação gráfica das relações e dos padrões de doença entre gerações
- Perguntar aos pacientes quais informações eles desejam que sejam compartilhadas com familiares ajuda a evitar mal-entendidos
- Explorar as perspectivas dos familiares pode possibilitar uma discussão abrangente dos problemas com antecedência à tomada de decisão.

Referências bibliográficas

1. Leonardi-Bee J, Jere ML, Britton J. Exposure to parental and sibling smoking and the risk of smoking uptake in childhood and adolescence: a systematic review and meta-analysis. Thorax 2011;66:847-855.
2. General Medical Council. Good medical practice. Manchester: General Medical Council; 2013.
3. Waters I, Watson W, Wetzel W. Genograms. Practical tools for family physicians. Can Fam Physician 1994;40:282-287.
4. McGoldrick M, Gerson R, Petry S. Genograms: assessment and intervention. 3rd ed. New York: WW Norton & Company; 2008.
5. General Medical Council. Confidentiality: good practice in handling patient information. Manchester: General Medical Council; 2017.
6. General Medical Council. 0-18 years: guidance for all doctors. Manchester: General Medical Council; 2007.
7. Dying Matters. Death still taboo for Brits. The National Council for Palliative Care; 2011. Accessed at: http://www.dyingmatters.org/news/death-still-taboo-brits.
8. Schomerus G, Schwahn G, Holzinger A, et al. Evolution of public attitudes about mental illness: a systematic review and meta-analysis. Acta Psychiatr Scand 2012;125(6):440-452.

Comunicação com Crianças e Jovens

Zack Eleftheriadou, Lorraine Noble, Robert Bor

9

Crianças não são miniatura de adultos. (General Medical Council)[1]

Apesar de as crianças e pessoas jovens sofrerem com problemas de saúde similares àqueles de adultos, o cuidado dispensado a elas é, por necessidade, diferente em certos aspectos. Trabalhar com pacientes mais jovens oferece recompensas, assim como desafios.

Pense em como você iria explicar a reprodução humana para crianças de 4 anos, de 7 anos, de 11 anos e de 14 anos. Tente isso com um amigo ou outro estudante. Você acha que a explicação foi muito infantil? Muito científica ou complexa? Paternalista? Você falaria, desenharia ou usaria bichinhos ou bonecos? Pense:

- *Quais suposições você faz sobre o que a criança já sabe?*
- *Quais perguntas você faz para checar o nível de compreensão e conhecimento da criança para se referir às partes do corpo?*
- *Você se sente constrangido discutindo este tópico?*
- *Quais perguntas você espera que a criança faça?*

O que considerar na comunicação com crianças e jovens

Compreender os estágios do desenvolvimento da infância à vida adulta é importante ao tomar decisões sobre como estruturar uma consulta. Pense sobre as mudanças pelas quais uma criança passa em sua compreensão do mundo, sua habilidade de se expressar, seu senso de tempo, e sua compreensão de doença e morte, por exemplo.

É importante não usar linguagem excessivamente infantil com a criança. Se a comunicação for orquestrada em um nível de maturidade menor que o da criança, ela pode sentir que não está sendo levada a sério. Ser abordada apropriadamente faz a criança se sentir tranquilizada de que será compreendida e respeitada. Isso pode determinar o quão confortável ela se sentirá em compartilhar dúvidas e medos. De maneira similar, crianças têm maior probabilidade de se interessar pelo tratamento e confiar na equipe médica se elas se sentirem envolvidas e com algum grau de controle no encontro com o médico. O médico pode dizer:

"Vamos ver, o que você acha que devemos fazer para nos livrar disso?"

Envolver a criança ativamente demonstra que a opinião dela é valorizada, o que pode definir o clima deste e de futuros encontros. Estratégias para aprimorar a comunicação com crianças e jovens são apresentadas na Tabela 9.1.

Tabela 9.1 Aprimoramento da comunicação com pacientes crianças.

- Posicione-se no mesmo nível ao conversar ou examinar a criança
- Estabeleça conexão e ganhe a confiança da criança antes de tocá-la ou examiná-la
- Aprenda a terminologia da criança para as preocupações dela e partes da anatomia
- Use linguagem simples
- Use álbuns de fotos de procedimentos que as crianças possam ver com o profissional envolvido antes do procedimento
- Cheque a compreensão pedindo para que a criança repita o que você disse, ou que demonstre usando uma boneca ou urso de pelúcia
- Obtenha ajuda dos pais ou responsável, especialmente ao examinar a criança
- Explique os procedimentos antes de fazê-los, em termos do que a criança pode esperar
- Continue falando: uma voz calma é tranquilizadora, mesmo quando a criança estiver visivelmente chateada
- Realize os procedimentos prontamente, para evitar ansiedade prolongada
- Evite contar com suborno para realizar um procedimento ou administrar um tratamento
- Evite fazer promessas que você não possa cumprir (p. ex., "não vai doer"), mas seja honesto, faça elogios e ofereça encorajamento
- Assegure-se de que a criança nunca fique sozinha em um contexto não familiar ou com pessoas desconhecidas
- Evite encorajar a criança a "ser boa"; permita que ela chore ou demonstre sofrimento

Mesmo bebês e crianças muito novas podem captar pistas sutis sobre os sentimentos de seus pais e da equipe médica. Por exemplo, uma criança pequena pode, por meio de seu comportamento, expressar a ansiedade que os adultos daquele ambiente estão sentindo, e pode começar a brincar de forma barulhenta quando a conversa entra em um tópico com o qual a mãe está preocupada. Crianças pequenas também estão mais cientes do aparentam, a respeito de o que os adultos estão discutindo, mesmo que elas pareçam distraídas e brincando com seus brinquedos. Perguntar a uma criança ao fim sobre como foi a consulta pode resultar em um resumo impressionantemente acurado dos pontos principais da consulta; por exemplo, que eles estão muito mal, que a mamãe e o papai estão muito preocupados e que eles irão passar um longo tempo no hospital. Crianças podem expressar sua compreensão da situação – e o impacto sobre a família – de diferentes maneiras.

Lembrar que cada consulta envolvendo uma criança ou jovem é uma consulta triádica (médico-pais-paciente) em vez de uma consulta diática (médico-paciente).

Em qualquer consulta em que haja um bebê, uma criança pequena, uma criança mais velha ou um adolescente, é importante considerar o envolvimento deles na consulta. Isso pode incluir:

- De que forma você envolve o paciente jovem na consulta, que seja apropriada às necessidades dele e ao seu estágio de desenvolvimento?
- De quais informações o jovem paciente necessita?
- Como o jovem paciente será envolvido na tomada de decisões e no seguimento do tratamento?

Comunicação com pacientes jovens de diferentes idades

Como um paciente jovem pode ser incluído em uma consulta depende da idade dele e seu estágio de desenvolvimento, assim como da personalidade individual desta criança. Por exemplo:

Bebês

Têm as suas próprias personalidades e preferências. A melhor forma de aprender sobre elas é interagindo, por exemplo, com contato visual, inclinar-se em direção ao bebê em uma distância segura e falar com o ele de maneira calma e gentil. Comunicação não verbal, estar ao nível dos olhos do paciente e demonstrar interesse pelo que ele está interessado são a base da comunicação com pacientes muito jovens.

Bebês podem demonstrar seus sentimentos de maneiras variadas, e podem captar e refletir sentimentos dentro do ambiente (incluindo aqueles do médico). Pacientes jovens também estão atentos em perceber se o seu cuidador primário (usualmente a mãe) está se sentindo relaxado ou ansioso, por exemplo, sobre um exame físico ou procedimento a ser realizado nele.

Crianças pequenas

Poderão explicar em algumas palavras como estão se sentindo, apesar de poderem achar mais fácil expressar-se com base em brincadeiras que apenas com conversa. Se for solicitado aos pais que tragam o brinquedo favorito para a consulta, por exemplo, isso pode ajudar a estabelecer conexão com a criança, reunir informações e explicar procedimentos médicos. Cativar a criança a brincar com o seu brinquedo ou animal de pelúcia favorito ajuda a abrir uma linha de comunicação centrada em um objeto familiar e seguro. Por exemplo:

"Devemos dar uma olhada na barriga do Teddy e descobrir onde dói?"
"O que o Teddy precisaria para ele se sentir melhor?"
"Mostre ao Panda o quão grande você consegue abrir a sua boca."

Desenhos também são um meio útil de comunicação, à medida que as crianças podem usá-los para compartilhar informações e expressar seus sentimentos. Crianças podem desenhar suas famílias, por exemplo, e às vezes surpreender os pais ao incluir membros da família que tenham falecido e sobre quem os pais tentam não falar em frente a elas para não chateá-las. Isso também pode ajudar a perceber a compreensão da criança sobre quem é importante em sua família e círculo social, e o papel de membros da família que tenham falecido ou que não vivem mais na mesma casa.

Desenhar e brincar de bonecas ou outros brinquedos também pode ajudar as crianças a mostrar o que elas entendem sobre a doença e o tratamento; por exemplo, que o herói está no castelo e há uma grande batalha ocorrendo fora. Ter uma conversa com a criança utilizando a brincadeira como plano de fundo pode ajudar a conversa a fluir mais naturalmente. Por exemplo, se uma criança ficar quieta por um tempo em resposta a uma pergunta, o silêncio fica menos esquisito do que se o médico e a criança estivessem sentados frente a frente em uma mesa.

Além de ajudar na comunicação, ter brinquedos e materiais para desenho disponíveis dá à criança algo para se ocupar durante o que pode ser visto como uma longa, entediante e por vezes assustadora visita à clínica ou ao hospital.

Crianças em idade escolar

Têm maiores probabilidades de se envolverem ativamente na consulta, e há um equilíbrio a ser atingido entre a linguagem mantida em um nível de adulto e um nível que inclua a criança. Apesar de isso parecer um dilema, discutir o problema em um nível que a criança possa compreender pode aumentar a clareza da explicação (p. ex., ao se concentrar para evitar jargões médicos). Também pode ser tranquilizador para os pais ter o problema e o tratamento quebrados em termos mais simples, particularmente em momentos de ansiedade, e a repetição da informação é frequentemente apreciada. Como um benefício adicional, usar uma linguagem que a criança possa compreender e envolvê-la ativamente na discussão pode ajudar os pais a falarem sobre o problema e o tratamento com ela quando estiverem em casa. Crianças têm visões e preferências sobre tratamento (p. ex., elas podem querer evitar um tratamento que seus colegas tenham comentado no parquinho). Então, ajudar a criança a envolver-se em seu cuidado e abordar as suas preocupações pode melhorar o senso de controle dela.

Adolescentes

Podem achar que algumas vezes os adultos os tratam como adultos e outras vezes como se eles fossem crianças muito mais novas. A adolescência em si é um estágio do desenvolvimento complexo, em termos da maturidade social, emocional, comportamental e sexual do indivíduo, que se desenvolvem em ritmos diferentes. Os adultos podem estar incertos sobre como dar as explicações e como envolver o jovem nas decisões. De maneira similar, o paciente adolescente pode algumas vezes querer ter independência para tomar suas próprias decisões e, em outros momentos, pode apenas querer ser cuidado. Como as famílias lidam com a transição do adolescente para a vida adulta varia de família para família e é um processo dinâmico, com mudanças acontecendo rapidamente para todos os envolvidos. Diferenças de opinião sobre decisões de tratamento, por exemplo, podem refletir diferenças de opinião sobre outros aspectos da vida da família que estejam acontecendo fora da consulta. A necessidade de pacientes e familiares se sentirem apoiados, no entanto, permanece constante.

Também é importante salientar que crianças mais velhas e pessoas jovens frequentemente terão acesso a recursos da internet, incluindo redes sociais, e irão usá-los para fazer sua própria pesquisa a respeito de tópicos sobre os quais queiram saber mais.

Ambiente físico

Nosso ambiente físico é construído com proporções para nós, e não para as crianças. Olhe ao redor, onde quer que você esteja agora; se você tivesse a metade ou um terço do seu tamanho, o que se tornaria um obstáculo?

- *Você conseguiria alcançar a maçaneta da porta?*
- *Você conseguiria se sentar sozinho em uma cadeira, ou precisaria ser levantado?*
- *Você conseguiria sentar em volta de uma mesa e ainda colocar seus cotovelos nela?*
- *Você conseguiria subir e descer as escadas sozinho?*
- *Você conseguiria sair da onde está agora sem a ajuda de um adulto?*

Obviamente não é possível criar um ambiente totalmente orientado para crianças em todos os contextos, mas pense como um médico trabalhando em uma clínica ou um hospital. O que você gostaria de fazer para garantir que seus pacientes mais jovens se sentissem bem-vindos e confortáveis onde você trabalha?

Pesquisas explorando as experiências de crianças e pessoas jovens em ambientes hospitalares demonstraram que o ambiente físico tem uma forte influência em como o paciente se sente:[2]

- Bem-vindo
- Confortável
- Com senso de controle

- Capaz de manter-se positivo
- Com senso de privacidade
- Hábil a se mover independentemente.

Acesso a uma área de brincadeira bem equipada e brinquedos na sala de espera, por exemplo, pode mostrar que o ambiente é orientado para crianças. Crianças acham reconfortante ver paredes de cores alegres, materiais para brincar e mobília (como pequenas mesas e cadeiras) na sua escala de tamanho. Alguns hospitais infantis dão nomes de animais às alas e garantem que as maçanetas e outros objetos estejam em um nível que possa ser facilmente alcançado pela maioria das crianças. Para crianças mais velhas, estética apropriada à idade, peças de arte e atividades criam um ambiente familiar.

Em hospitais, ter espaços que possam ser personalizados com brinquedos ou pertences pessoais cria um local familiar para contrabalancear a não familiaridade dos outros ambientes hospitalares com suas superfícies frias e equipamentos. Também cria um ambiente acolhedor para amigos e membros da família, o que pode reduzir a ansiedade do paciente jovem quando recebe visitas.

Sala de consulta

Assim como a sala de espera e o ambiente geral, assegurar que a sala de consulta seja orientada para crianças pode tranquilizar pacientes mais jovens de que aquele ambiente estranho é, na verdade, seguro. O quão orientado para crianças é o espaço frequentemente depende da natureza do serviço sendo ofertado. Até pequenas adaptações podem ajudar; por exemplo, um pôster na parede de um filme infantil famoso, ou de um jogo de computador ou de um ídolo da música pode ajudar a prover uma imagem familiar e agir como um ponto para a conversa.

Crianças e pessoas jovens precisam de privacidade tanto quanto adultos, particularmente quando estão sendo examinadas. Deve-se, por exemplo, baixar as cortinas ou fechar a porta.

Aparência do médico

A roupa e a aparência dos médicos podem ajudar a criança a se sentir confortável em um hospital. Alguns médicos que regularmente atendem crianças têm estetoscópios multicoloridos, usam broches divertidos em suas lapelas e levam um bicho de pelúcia pequeno em seu bolso, caso alguma criança precise ser distraída ou animada. Muitos preferem usar roupas mais casuais em vez de uniformes do hospital (como pijamas cirúrgicos) quando possível, tentando criar uma imagem mais descontraída e amigável. Com isso dito, pacientes mais jovens e suas famílias devem ter claro quem são os membros da equipe envolvidos e quais seus papéis.

Que outros aspectos de um hospital ou clínica podem ser angustiantes para uma criança ou pessoa jovem? Como você os abordaria?

Quem deve estar presente

Os pais têm um papel importante em preparar o jovem paciente para visitas à clínica ou ao hospital, compartilhando informações e apoiando o paciente ao longo de sua enfermidade. Idealmente, ambos os pais devem vir à consulta, buscando criar uma atmosfera de família. Mesmo se um dos pais não puder comparecer, o convite deve sempre ser estendido a ambos. Prover suporte à família do paciente mais jovem ajuda a família a se aprimorar em prover suporte ela mesma para o paciente.

Apresentações

A chave para conversas efetivas com crianças e adolescentes em diferentes estágios de desenvolvimento é ser flexível. Uma apresentação calorosa e amigável é sempre apreciada, assim como a paciência ao construir uma conexão. Algumas crianças e alguns adolescentes constroem confiança devagar, por variadas razões, e podem estranhar estar em um ambiente de assistência médica. Outros são naturalmente tímidos. Outros podem ter expectativas sobre o que irá acontecer na consulta; por exemplo, se preocupam que o médico irá tocar seu abdome já dolorido e causar ainda mais dor.

Avalie o quão confortável a criança se sente pela forma como ela entra no consultório. Por exemplo, a criança anda na frente dos pais ou se recusa a sair do lado da mãe? Isso pode ser a característica da criança em conhecer novas pessoas ou ela pode estar ansiosa com o cenário novo e não familiar.

Perguntar sobre passatempos e interesses antes de abordar problemas médicos pode ajudar a quebrar o gelo e mostrar que está interessado em envolver o pequeno paciente na discussão. Estar atento a aspectos da cultura popular que sejam relevantes para determinadas faixas etárias pode ajudar a desencadear uma conversa em pontos particulares; por exemplo, ao lavar suas mãos e preparar-se para examinar o paciente.

O início da consulta também é a primeira oportunidade para avaliar o progresso da criança em relação a marcos do desenvolvimento. O comportamento da criança e suas respostas podem oferecer informações se ela está na faixa normal de desenvolvimento ou se há alguma indicação de atraso.

Coleta de informações

Crianças de todas as idades gostam de ser envolvidas na consulta, de maneira apropriada à sua idade. Dependendo da idade da criança, as questões podem ser direcionadas mais aos pais, mais ao pequeno paciente ou uma combinação dos dois. Esteja atento de que a criança precisa usar o vocabulário que ela tem disponível; por exemplo, ela pode dizer que "sente a perna estranha", mas pode não ser capaz de dizer se é uma dor chata e constante, uma dor aguda em pontada, ou ainda com que frequência ela ocorre. Por exemplo:

ESTUDANTE: *Essa perna dói, não é?*
CRIANÇA: *Essa sim, perna estúpida.*
ESTUDANTE: *Se você encostar nela, você "aaau"?*
CRIANÇA: *Não, está ruim dentro.*
ESTUDANTE: *Como "aah, está dolorida!" ou...*
CRIANÇA: *Algumas vezes.*
ESTUDANTE: *E que tal agora? Se a sua perna estivesse falando com você, o que ela diria?*
CRIANÇA: *Que bobeira! Perna falante!*
ESTUDANTE: *É, isso seria bastante bobeira!*
CRIANÇA: *Ela diria "oowwwww".*

Ser paciente ao fazer perguntas é importante. As crianças geralmente têm plena consciência do clima emocional no ambiente e são capazes de sentir se elas estão dando "as respostas certas". Pacientes mais jovens podem não separar sintomas físicos de sintomas psicológicos da forma que adultos fazem. Por exemplo, crianças podem descrever ou expressar dor como cansaço ou ficar de mau humor.

Todos os pacientes jovens normalmente são atendidos na presença de um dos pais ou tutor, mas pode ser apropriado que ao menos uma parte da consulta seja conduzida sem a presença do adulto que veio acompanhar a criança. Por exemplo:

- Um paciente adolescente pode ficar particularmente constrangido em falar sobre certos aspectos do problema em frente aos pais
- Uma criança pode ter perguntas ou preocupações sobre as quais tenha medo de discutir em frente aos pais por achar que estes irão ficar bravos
- Você pode ter preocupações sobre se há alguma forma de abuso dentro da família (p. ex., abuso físico ou sexual da criança, ou abuso doméstico).

Ter uma rotina para a consulta na qual os pais são solicitados a sair da sala por um breve período pode ajudar a normatizar isso como parte do procedimento padrão. Pode ser útil ter um acompanhante, como uma enfermeira, presente na sala.

Reunir informações de bebês tende a ser por intermédio de meios não verbais. Observar e interagir com um bebê pode prover muitas informações; por exemplo, como o bebê responde a outras pessoas (sorrindo, encarando), dicas sobre o temperamento do bebê, e como ele se acalma (chupando o dedo ou chorando pela mãe). Durante esse momento, os pais provavelmente irão contar suas próprias preocupações sobre o bebê e sobre suas habilidades como pais. Por exemplo:

ESTUDANTE: *Olhe esse sorriso. Que lindo sorriso!*
PAI: *Ela parece feliz a maior parte do tempo, mas à noite ela geme.*
ESTUDANTE: *O que acontece à noite?*
PAI: *Ela começa a chorar, como se estivesse com dor, e isso continua por mais ou menos meia hora. Eu só fico andando com ela.*
ESTUDANTE: *Estou vendo você rindo para mim! Toda noite?*
PAI: *Basicamente. Não sei o que estou fazendo de diferente. Meu primeiro bebê nunca teve nada disso.*
ESTUDANTE: *É algo que tem preocupado você?*
PAI: *Liguei para a minha mãe, e ela disse que é só cólica, mas o bebê fica muito perturbado quando isso acontece.*

Exame de um paciente jovem

Antes de serem examinados, todos os pacientes apreciam:

- Tranquilização
- Informação sobre o que irá acontecer
- Instruções claras sobre o que fazer
- Informações sobre o que esperar (se será doloroso).

O exame físico de pacientes jovens não é diferente, embora a forma de oferecer tranquilidade e informações seja diferente, dependendo do estágio de desenvolvimento da criança. É útil ganhar o apoio dos pais ao examinar uma criança. Pais que sejam ansiosos com exames e procedimentos podem transmitir essa ansiedade efetivamente para o jovem paciente. Considerar as necessidades tanto da criança quanto dos pais ao prover informação e tranquilização pode ajudar.

Podem ser oferecidas opções quando possível; por exemplo, se a criança demonstra independência de seus pais, pode ser perguntado se ela prefere ser examinada na mesa de exame ou no colo de sua mãe. Crianças pequenas podem preferir ficar no colo de seus pais. Um comentário do médico que reafirme e reconheça a perspectiva da criança demonstra que isso é parte rotineira e segura do processo. Por exemplo:

"Você não quer ficar longe da mamãe? Tudo bem, você está todo aconchegado e confortável? Tudo bem, vamos dar uma olhada neste ouvido."

Resposta aos sentimentos de um paciente jovem

O ambiente hospitalar pode causar ansiedade em crianças e seu comportamento pode regredir para o de uma criança muito mais nova. Por exemplo, uma criança pode se tornar mais grudenta ou voltar a molhar a cama. Ansiedade é comum, mas abordando os sentimentos da criança (p. ex., medo, perda, abandono ou tornar-se inválida), a equipe de saúde pode ajudar a manter a autoestima dela e prevenir que os problemas comportamentais se tornem a norma. Algumas vezes, isso envolve responder a algo que você sente que a criança está tentando comunicar, mas não o verbalizou claramente.

ESTUDANTE: *Você parece um pouco triste hoje.*
CRIANÇA: *Mamãe estava um pouco brava.*
ESTUDANTE: *Ah é? E por quê?*
CRIANÇA: *Molhei a cama de novo. A mamãe diz que sou muito velho para isso.*
ESTUDANTE: *Aqui é um pouco diferente de casa.*
CRIANÇA: *Em casa a mamãe lê para mim na hora de dormir.*
ESTUDANTE: *Que tal pedir para que ela leia para você quando ela chegar? Pode não ser hora de dormir.*
CRIANÇA: *Sim.*

Crianças podem culpar a si mesmas pela doença, acreditando que se trate de uma punição pelo mau comportamento ou por ser uma má pessoa. Crianças podem acreditar tão fortemente ao ponto de seu comportamento se deteriorar, porque elas sentem que merecem ser punidas. Essa visão pode ser reforçada por sermões de adultos dizendo "seja bonzinho e você irá melhorar". Pacientes jovens podem sentir que é culpa deles se eles não melhoram, e sentirem-se culpados e infelizes. Reafirmação explícita de que doença não é resultado de malcriação e que eles não são responsáveis pela doença pode ser um grande alívio para pacientes mais jovens. Por exemplo:

"Isso é algo que acontece com outras crianças também, não só com você, então você não deve sentir que é sua culpa. Atendi muitas outras crianças que têm asma igualzinho a você."

Crianças gostam de se sentir no controle e de sentir que adquiriram novas habilidades com relação à sua doença. Por exemplo, uma criança pode aprender a detectar sinais de alarme e informar aos pais. Crianças com doenças crônicas devem ouvir repetidamente o quão bem elas estão lidando e que elas podem lutar contra a doença.

Pacientes jovens precisam ter a oportunidade de explorar seus sentimentos e fazer perguntas sobre procedimentos médicos. Mostrar fotos e vídeos de procedimentos que as crianças possam ver antecipadamente pode ajudar. Isso oferece informação para a criança e reafirmação de que outras crianças passaram por experiências similares.

Mesmo após o fim dos procedimentos, a criança pode ser encorajada a articular ou brincar com alguns aspectos do procedimento médico ou tratamento que tenham causado uma impressão particular. Isso dá oportunidade para que a criança conte a outras pessoas (como seus pais) como ela se sentiu, e "arquive" mentalmente a experiência como concluída com sucesso. Após cada procedimento médico a criança pode ser elogiada, parabenizada e encorajada antes de ser preparada para a nova etapa. Essa reafirmação ajuda a abordar o impacto emocional da doença e a experiência de passar por tratamento. Crianças podem não necessariamente ter uma válvula de escape para esses sentimentos, diferentemente de adultos, que podem ligar para um amigo ou conversar com familiares, amigos e colegas de trabalho.

Envolvimento do jovem paciente em decisões

Pais e médicos por várias vezes naturalmente querem blindar os pacientes mais jovens de informações perturbadoras ou decisões difíceis. Ainda assim, pacientes jovens têm a sua própria perspectiva sobre sua doença e tratamento.

Isabela é uma paciente de 9 anos com doença renal. Hoje o médico irá encontrar a família para discutir a opção de um dos seus pais doarem um rim. Antes da consulta, aqui está o que cada um deles está pensando:

MÉDICO: *Quero ser tranquilizador, mas também ser claro sobre os riscos.*
MÃE: *Só quero que ela ganhe um rim. Espero que um de nós seja compatível.*
PAI: *Eu gostaria de saber quanto um rim doado irá durar.*
ISABELA: *Não quero que a mamãe ou o papai me doem um rim se isso deixá-los doentes como eu.*

Se você fosse o médico, como iria abordar esta conversa?

Discutir o plano de cuidado com pacientes mais jovens envolve muitos elementos, como demonstrado na Figura 9.1:

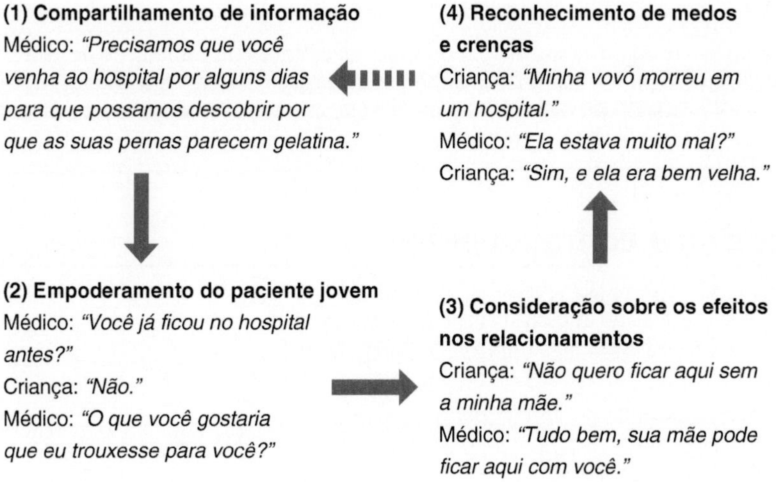

(1) Compartilhamento de informação
Médico: *"Precisamos que você venha ao hospital por alguns dias para que possamos descobrir por que as suas pernas parecem gelatina."*

(2) Empoderamento do paciente jovem
Médico: *"Você já ficou no hospital antes?"*
Criança: *"Não."*
Médico: *"O que você gostaria que eu trouxesse para você?"*

(3) Consideração sobre os efeitos nos relacionamentos
Criança: *"Não quero ficar aqui sem a minha mãe."*
Médico: *"Tudo bem, sua mãe pode ficar aqui com você."*

(4) Reconhecimento de medos e crenças
Criança: *"Minha vovó morreu em um hospital."*
Médico: *"Ela estava muito mal?"*
Criança: *"Sim, e ela era bem velha."*

Figura 9.1 Elementos da comunicação com um paciente criança.

- Compartilhar informações sobre a condição e o tratamento
- Empoderar o paciente jovem para que ele tenha um senso de controle
- Considerar os efeitos nos relacionamentos
- Reconhecer os medos e crenças do paciente jovem.

Mesmo pacientes muito jovens frequentemente têm opiniões, preferências e preocupações sobre tratamento. O General Medical Council recomenda que os médicos devem:[1]

- Envolver crianças e pessoas jovens em discussões sobre o seu cuidado
- Ser honestos e abertos com elas e com seus pais, respeitando a confidencialidade
- Escutar e respeitar seus pontos de vista com relação à própria saúde e responder a suas preocupações e preferências
- Explicar usando linguagem ou outras formas de comunicação que elas possam compreender
- Dar a elas oportunidades de fazer perguntas e respondê-las com honestidade
- Ter discussões abertas e verdadeiras
- Dedicar aos pacientes jovens o mesmo tempo e respeito que a pacientes adultos
- Envolver crianças e pessoas jovens o máximo possível em decisões sobre o seu cuidado, mesmo quando eles não puderem tomar essas decisões sozinhos.

Também há diretrizes sobre como determinar se um paciente jovem está apto a tomar decisões sozinho, confidencialidade, proteção à criança e aconselhamento sobre saúde sexual.[1]

Explorar as perspectivas do paciente e daqueles próximos a ele forma a base para dar apoio aos pacientes e suas famílias na tomada de decisões mais adequadas às suas necessidades individuais. Essa discussão irá depender necessariamente da idade e da maturidade da criança, assim como da natureza do problema de saúde e das opções de tratamento.

Quando as decisões são mais complexas, por exemplo, se houver mais de uma opção de tratamento, se o tratamento proposto envolver riscos, ou se o resultado for incerto, isso pode envolver explorar:

- O que o paciente e sua família esperam atingir
- O que mais importa para o paciente e sua família
- Preferências de tratamento
- Medos e preocupações.

Pais podem ser tranquilizados de que envolver as crianças na tomada de decisões sobre o tratamento não significa que o fardo de tomar a decisão cairá sobre a criança, e sim que o processo de tomada de decisão é colaborativo e que esse envolvimento considera a idade e a maturidade do paciente.

Resistência ao tratamento

Pacientes jovens têm preocupações, ansiedades e preferências, da mesma forma que pacientes adultos. Seguir um plano de cuidado pode consumir tempo e atrapalhar outros aspectos da vida cotidiana. Médicos podem apoiar os pacientes jovens ao:

- Identificar necessidades conflitantes
- Educar o paciente
- Explorar possíveis soluções
- Encorajar o paciente a sentir-se no controle de seu tratamento.

Saber que seu filho não está seguindo o tratamento como recomendado pode ser imensamente estressante para os pais, e a batalha por controle pode ser perturbadora para todos os envolvidos. Pais podem ficar perplexos com o comportamento do seu filho e a criança pode sentir que não está sendo ouvida. A tarefa do médico é delicada, uma vez que os limites precisam ser flexíveis. Isso significa levar em consideração diferentes indivíduos e circunstâncias; por exemplo, se a criança não está tomando o medicamento como uma forma de demonstrar sua independência, ou se é um paciente adolescente que está correndo riscos (p. ex., relações sexuais desprotegidas) e colocando maior prioridade em suas necessidades sociais do que em suas necessidades de saúde.

Exemplo de caso 9.1 Paciente jovem com anemia que está relutante em seguir o tratamento.

Gabriel é um menino no início da adolescência, que apresenta talassemia major, um tipo de anemia encontrada em populações mediterrâneas. Ele necessita de transfusão de sangue regularmente, e, como resultado delas, seu corpo acumula excesso de ferro. Para se livrar do excesso de ferro, ele necessita de uma infusão contínua de medicamento cinco vezes na semana. Ele não se importa com as transfusões ou as visitas ao hospital porque nelas ele conhece outras pessoas jovens com talassemia, mas nas últimas semanas ele passou a se ressentir por ter de ficar preso à bomba de infusão, e no seu exame de rotina constatou-se nível de ferro elevado. Preocupados com o resultado, seus pais o trouxeram para o hospital. A médica revisou os resultados com Gabriel e seus pais na sala. Os pais expressaram suas preocupações e seu desejo por uma solução, mas Gabriel se manteve silencioso. A médica sugeriu conversar com Gabriel a sós por alguns minutos.

DRA. NARA: *Então seu nível de ferro subiu, e percebo que seus pais estão realmente preocupados.*
GABRIEL: *Sim, eu sei.*
DRA. NARA: *Você está tendo problemas com o tratamento?*
GABRIEL: *Só estou cansado dele.*
DRA. NARA: *Que parte dele?*
GABRIEL: *As transfusões são ok, o problema é a bomba.*
DRA. NARA: *Você sabe para que serve a bomba?*
GABRIEL: *Para "reduzir o ferro no meu sangue".*
DRA. NARA: *Você sabe o que acontece se o seu ferro subir?*
GABRIEL: *Na verdade, não.*
DRA. NARA: *Se mantivermos o ferro em um nível baixo, esperamos que você se desenvolva normalmente. Se o ferro estiver em excesso, ao longo do tempo, ele pode se acumular no seu sangue e impedir que você cresça adequadamente, e isso irá fazer com que você pareça muito mais novo do que sua idade.*
GABRIEL: *Sim. Eu vi algumas pessoas desse jeito no hospital. É realmente assustador!*
DRA. NARA: *Se houver acúmulo de ferro ao longo do tempo, seus órgãos poderão sofrer lesões, bem como outros problemas de saúde poderão surgir.*
GABRIEL: *Eu não sabia disso.*
DRA. NARA: *O que você acha disso?*
GABRIEL: *É que é muito constrangedor usar a bomba enquanto estou com meus amigos.*
DRA. NARA: *Você se sente um pouco envergonhado.*
GABRIEL: *Sim.*
DRA. NARA: *Eles disseram alguma coisa?*
GABRIEL: *Não, não sei o que eles pensam realmente. Nunca conversamos sobre isso.*
DRA. NARA: *Será que há uma forma de contornarmos isso, para que você não se sinta envergonhado com seus amigos, mas ainda use a bomba?*
GABRIEL: *Talvez, não sei.*
DRA. NARA: *O que você acha?*
GABRIEL: *Eu poderia perguntar ao Pedro e ao Edu. Eles estão fazendo suas transfusões hoje.*

O exemplo mostra que, quando Gabriel passou tempo sozinho com a médica, ele pôde expressar suas angústias sem se preocupar sobre ser imediatamente deixado de lado. A médica reconhece as suas preocupações, apresentando a ele os fatos e demonstrando que Gabriel tem necessidades divergentes. Ajudar a pessoa jovem a resolver problemas, neste caso identificando que há dois objetivos importantes para Gabriel (ser saudável e ter uma vida social normal) é o primeiro passo no processo de negociação. Envolver os jovens no processo de encontrar uma solução que eles sintam que seja factível não só apoia o plano de cuidado, como ajuda a educar a pessoa jovem sobre como resolver problemas causados por sua doença. Uma solução definitiva pode não ser alcançada ao fim de uma única consulta, particularmente quando mudanças comportamentais de longo prazo forem necessárias (desafiadoras para todos os pacientes, independentemente da idade). Algumas vezes pode ser combinado um período de teste para a solução potencial, e o jovem paciente pode ter uma inspiração nesse meio-tempo e encontrar uma solução melhor, que pertença a ele.

Separação, isolamento e doença crônica

Alguns procedimentos médicos requerem que a criança seja separada de sua família, seus amigos e seu ambiente familiar. Uma criança passando por tratamentos para câncer, doenças crônicas ou infecciosas pode passar longos períodos em um hospital ou fora da escola. Além disso, mudanças na mobilidade e na aparência física podem perturbar a rotina e os relacionamentos de um paciente jovem.

Consistência na rotina e na equipe de cuidado pode ajudar os pacientes mais jovens. Eles podem ficar chateados se o seu médico favorito for embora. Manter crianças e pessoas jovens informadas sobre os membros da equipe responsáveis pelo seu cuidado e sobre quaisquer mudanças nesta equipe pode ajudar a dar a eles um senso de ordem em um contexto não familiar.

Crianças que são hospitalizadas podem se adaptar mais facilmente ao ambiente estranho se houver continuidade em sua rotina usual e se puderem trazer de casa seus objetos e brinquedos favoritos. Alguns hospitais têm professores que visitam e trazem trabalhos de escola, o que tem ainda o benefício de permitir que os jovens pacientes obtenham um senso de conquista e progresso em um momento que seus corpos os têm decepcionado. Ajudar uma criança a sentir certo controle sobre seu ambiente pode ser atingido de variadas maneiras, por exemplo:

- Oferecer atividades e deixar a criança escolher entre elas
- Marcar e celebrar eventos, como aniversários, fim do semestre
- Encorajar o contato regular com amigos e família por telefone
- Encorajar visitas frequentes, mesmo que elas sejam curtas
- Ajudar a criança a personalizar o seu espaço, com fotos, brinquedos e objetos favoritos.
- Passar tempo com a criança, mesmo que não haja procedimentos médicos acontecendo
- Encorajar a criança a fazer uma tabela e marcar os dias até a sua saída prevista do hospital
- Dar esperanças realistas.

Pacientes jovens que precisam seguir um plano de tratamento em casa por longos períodos (ou talvez indefinidamente) podem obter um senso de conquista e controle ao se envolverem em seu próprio cuidado. Os conhecimentos e habilidades requeridos do paciente irão depender da idade da criança e do tipo de tratamento. Por exemplo:

DR. ARISTIDES: Isso envolve injetar insulina todos os dias, cerca de quatro vezes ao dia.
RESPONSÁVEL: Então em pelo menos uma destas vezes ela estará na escola. Terei de ir até a escola para aplicar.

CRIANÇA: Não, eu mesma posso aplicar.
RESPONSÁVEL: Não, é importante demais.
DR. ARISTIDES: Você teria de aprender como fazer você mesma; isso exige prática, e você pode não querer fazer isso o tempo todo.
RESPONSÁVEL: Podemos nós duas aprender como fazer? Assim posso fazer quando necessário.
CRIANÇA: Sim, mas quero fazer também.

A preocupação de ter uma criança doente pode ser perturbadora para os pais. Estratégias para ajudar os pais a cuidar de uma criança doente são apresentadas na Tabela 9.2.

Comunicação de más notícias a pacientes jovens

Quaisquer dificuldades que existam em dar más notícias a adultos são aumentadas quando se cuida de crianças. Para os pais, más notícias irão destruir seus sonhos e esperanças para o futuro da criança. Expectativa de vida reduzida, doença crônica, deficiência ou morte de uma criança pode levar a sentimentos de choque, desesperança, raiva, culpa e acusação. Mesmo que a criança se ajuste relativamente rápido às limitações resultantes de sua doença ou lesão, a perturbação dos pais e as reações de outras pessoas podem continuar causando estresse dentro da família.

Para os pais, as emoções e reações dolorosas podem surgir por:

- Medo da perda
- Perda dos marcos de desenvolvimento esperados
- Preocupação sobre a qualidade de vida da criança

Tabela 9.2 Ajuda aos pais sobre como cuidar de seu filho doente.

- Convide ambos os pais para consultas em que diagnóstico e tratamento serão discutidos
- Reconheça a competência deles como pais
- Seja honesto e claro
- Decida junto com eles qual é o melhor momento para contar à criança sobre uma visita ao hospital, internação ou tratamento
- Envolva apenas uma equipe pequena para que os pais não se sintam sobrecarregados por profissionais
- Compartilhe informações médicas em um ritmo que os pais possam acompanhar
- Nomeie a condição, descreva o plano de cuidado, prognóstico esperado e possíveis implicações para família, escola etc.
- Não assuma que os pais sabem sobre a doença; eles podem ter apenas ouvido falar ou ter informação de segunda mão
- Pode ser útil fornecer aos pais informações por escrito, recursos *on-line* e nomes de grupos de apoio para pais
- Esteja disponível para ver os pais regularmente, mesmo que por períodos breves
- Aja como um facilitador para que pais e a criança se adaptem à doença, especialmente para aquelas de longa duração
- Discuta a importância de ser honesto com a criança e apoie os pais no fornecimento de informações a ela
- Pais de uma criança que está morrendo usualmente irão querer saber quanto tempo a criança irá viver e sob quais circunstâncias a criança irá morrer. Essa informação irá ajudá-los a planejar o tempo restante e expressar seus sentimentos
- Dedique tempo para perguntas, preocupações e opiniões

- Sentimento de culpa
- Sentir-se privado do futuro esperado.

O médico e os pais podem trabalhar juntos para decidir como contar ao jovem paciente as más notícias e exatamente o que dizer. Note, no entanto, que crianças têm uma visão de futuro diferente da dos adultos e podem ser mais práticas sobre algumas notícias que são extremamente perturbadoras para os pais. Crianças frequentemente estão mais atentas às más notícias sendo discutidas dentro da família do que os pais percebem; por exemplo, elas podem receber informações de um irmão mais velho ou, ainda, de um amigo na escola (quando os pais estiveram discutindo a doença com outros adultos). Crianças que descobrem inesperadamente sobre a sua doença podem se sentir bravas e traídas, ou podem sentir que precisam manter isso em segredo, pois seus pais ficariam bravos se ela mencionasse. Quando segredos são mantidos, as crianças podem preencher as lacunas pensando que elas merecem a doença por terem sido malcriadas, ou ainda procurando informações em outras fontes.

Alguns elementos para dar más notícias a crianças são apresentados na Tabela 9.3. A conversa tanto com a criança quanto com os pais deve cobrir:

- Informações básicas sobre a doença ou deficiência
- Consequências da informação
- Efeito sobre a família
- Crenças sobre como o problema médico surgiu
- Preocupações
- Plano de cuidado e suporte.

Em momentos de estresse extremo, membros da família podem se culpar por de alguma forma terem "causado" a doença, e pode ser útil encorajá-los, incluindo o jovem paciente, a expressar seus sentimentos de culpa e autoacusação. Isso pode gerar maior tranquilidade no enfrentamento da doença.

DR. ARISTIDES: *O que você acha agora que contei isso?*
CRIANÇA: *Meu amigo Júlio me disse que você melhora se tentar com bastante força. Talvez eu não tenha tentado com força suficiente.*

Tabela 9.3 Comunicação de más notícias a crianças.

1. Adapte a explicação à idade da criança, ao seu estágio do desenvolvimento e ao nível de compreensão
2. Discuta com os pais quem deve contar e o que contar
3. Verifique o que a criança sabe sobre doença e morte. Pergunte sobre experiências prévias na família ou com animais de estimação
4. Seja direto e honesto. Evite eufemismos. Não dê falsas esperanças e não minta
5. Compartilhe informação na presença dos pais. Verifique se a criança compreendeu
6. Verifique qual sentido a criança atribui às explicações para evitar mal-entendidos e ansiedade desnecessários
7. Brincadeiras e desenhos podem ajudar a criança a entender deficiência e perda e a expressar seus sentimentos
8. Atenda as necessidades e preocupações de pais e irmãos, que muitas vezes estão mais perturbados que a criança
9. Aceite que mau comportamento e birra são reações normais de uma criança gravemente doente
10. Enfatize o que a criança será capaz de fazer, portanto, dando esperanças realistas

Dr. Aristides: *Acho que você tem tentado com bastante força, mas não é assim que funciona. Algumas vezes o tratamento não consegue fazer a doença ir embora. É como a medicina funciona, e não algo que você fez.*

Quando as notícias são muito difíceis, pode haver um desejo de amenizar a situação por meio de eufemismos; por exemplo, dizendo que a criança irá dormir em vez de dizer que irá morrer. Ainda que bem-intencionado, isso pode causar mais problemas, como começar a ter medo de ir dormir à noite, ou ter medo de que seus pais durmam. De maneira similar, isso também pode causar medo e confusão entre os irmãos.

Diretrizes para o suporte de famílias quando um jovem paciente tem uma doença que limita seu tempo de vida sugerem que os profissionais:

- Sejam sensíveis, honestos e realistas
- Ofereçam tranquilidade quando apropriado
- Discutam quaisquer incertezas sobre a condição e o tratamento.

Pontos-chave

- A comunicação com pacientes mais jovens depende da sua idade, maturidade e da natureza da condição médica e das opções de tratamento
- O ambiente físico e a conexão entre o médico e a criança são importantes
- Pacientes jovens apreciam ser envolvidos na consulta e que se dirijam com eles de forma apropriada às suas necessidades
- Crianças e pessoas jovens têm a sua própria perspectiva sobre doença, incluindo preocupações, que podem ser muito diferentes daquelas dos adultos
- Pacientes jovens se beneficiam ao sentir-se envolvidos nas decisões e com senso de controle.

Referências bibliográficas

1. General Medical Council. 0-18 years: guidance for all doctors. Manchester: General Medical Council; 2007.
2. Bishop K. Through children's eyes: understanding how to create supportive healthcare environments for children and adolescents. World Health Design 2009;2(2):61-67.
3. NICE National Institute for Health and Care Excellence. End of life care for infants, children and young people with life-limiting conditions: planning and management. NICE guideline [NG61]. London: NICE; 2016.

10 | Comunicação com Pacientes de Diferentes Culturas

Zack Eleftheriadou, Lorraine Noble

> *Cultura é definida como:*
>
> *"Um conjunto de significados compartilhados, transmitido socialmente, pelo qual as pessoas comunicam, perpetuam e desenvolvem conhecimento e atitudes sobre a vida. A identidade cultural de um indivíduo pode ser baseada em herança e em circunstâncias individuais e escolhas pessoais; é uma entidade dinâmica."*[1]

Cultura é uma construção social e um senso de identidade que pode ser determinado por múltiplos fatores, incluindo onde você cresceu, que idioma fala, sua religião e crenças espirituais, educação, sexualidade, idade, e muitos outros.

O conceito de *"background* ou herança cultural" é frequentemente usado com o significado da nacionalidade e/ou identidade étnica da pessoa. No entanto, é uma construção mais ampla, pois cultura pode ser definida como ideias, valores, crenças, costumes e comportamentos, que são baseados na educação e nos valores de cada um. Diferenças culturais são ainda mais realçadas por idioma, aparência física, vestuário, questões de gênero, relacionamentos familiares e atitudes com relação às doenças, além de outros fatores.[2]

Este capítulo foca em como diferenças culturais entre médicos e pacientes podem afetar a comunicação, concentrando-se em situações em que há diferenças entre o médico e o paciente com relação ao grupo étnico ou país de origem. No entanto, deve ser reconhecido que a cultura tem subpartes, incluindo religião, gênero, classe social e educação, que podem ter importante influência sobre a comunicação.

Quando notamos diferenças culturais?

Geralmente, é improvável que as pessoas notem "cultura" ao conversar com quem compartilha a mesma cultura. Dentro do mesmo grupo cultural, há uma expectativa de visão de mundo compartilhada, valores comuns e normas aceitas sobre o que é considerado um comportamento social apropriado. No entanto, é sempre bom se lembrar de que um grupo cultural não é homogêneo. Por exemplo, quando as pessoas indicam seu "grupo étnico" ao preencher os formulários do hospital, isso nos dá pouca informação sobre a perspectiva e os comportamentos individuais da pessoa. Uma forma mais útil de perceber isso é pensar sobre a interação:

- Da pessoa
- Dentro do sistema familiar particular
- Dentro de um grupo subcultural ou religioso
- Dentro da sociedade mais ampla onde ela cresceu.

Todas essas camadas podem contribuir para a construção de valores, crenças e comportamentos individuais de uma pessoa.

Imagine que você foi convidado para o casamento de um amigo. Quando chega ao evento percebe que não há ninguém mais que você conheça entre os convidados. Ainda assim, você está confiante que sabe onde sentar, o que fazer e como será a cerimônia do casamento. Você se acalma e espera ansiosamente para ver seu amigo chegar.

Agora imagine que você foi convidado para um casamento de um amigo inserido em uma cultura diferente da sua, talvez em um idioma diferente. Quando chega, não é o formato que você está acostumado. Você repentinamente percebe que não tem certeza de onde ir e do que é esperado de você como convidado. A barreira linguística faz você se sentir ainda mais isolado. Você olha em volta e decide copiar o comportamento dos outros convidados, mas está desconfortável porque não sabe o que pode ser considerado um comportamento inapropriado. Você se sente transtornado e um pouco tolo.

Observe como percepções da cultura podem afetar a comunicação nestas situações:

- Eduardo Batista é brigadeiro do Exército aposentado e está no hospital com pneumonia. Uma jovem mulher asiática usando pijamas cirúrgicos do hospital entra no quarto e diz alegremente: *"Bom dia, Edu! Como você está hoje?"*. Eduardo Batista responde: *"Bom dia, senhorita. Quando vou ver o médico?"*. A jovem mulher franze a testa ligeiramente. Esta não era a resposta que ela estava esperando de seu paciente
- Juanita passou por uma consulta de triagem realizada pela enfermeira. A enfermeira falou com o médico e explicou que a Juanita chegou recentemente ao Reino Brasil. Quando o médico aborda a paciente, ele diz em uma voz mais lenta e alta do que o normal: "Você precisa ir ao hospital para fazer alguns exames. Exames. Hoje. No hospital". Ele aponta para o seu relógio. Juanita olha para ele, ligeiramente confusa, perguntando-se por que o médico está falando com ela daquela maneira.

Comunicação entre diferentes grupos culturais na consulta médica pode colocar pressões diferentes daquelas enfrentadas ao trabalhar com pessoas do mesmo grupo cultural. Uma revisão de literatura encontrou:

"Evidência consistente de que raça, etnia e linguagem têm influência substancial na qualidade da relação médico-paciente. Pacientes de minorias, especialmente aqueles que não sejam fluentes no idioma local, têm menor probabilidade de gerar uma resposta empática por parte dos médicos, estabelecer conexão com eles, receber informações suficientes e ser encorajados a participar na tomada de decisão sobre o cuidado."[3]

Pacientes que vêm de um país diferente e de uma cultura diferente encontram-se não somente em um ambiente novo e não familiar, como também em um ambiente de assistência à saúde não habitual. Tanto os serviços de atendimento primário quanto secundário podem representar um conjunto diferente de valores culturais e expectativas. Enfrentar uma doença em um ambiente estrangeiro e longe de seus amigos e família pode tornar toda a experiência extremamente alienante, especialmente quando ninguém fala o mesmo idioma.

Imagine que você está de férias em outro país e fica doente. Você precisa ir ao médico, e vai ao centro de saúde mais próximo. Você entra em um edifício não familiar. Todas as placas estão em outra língua. Seu domínio do idioma é suficiente para atividades normais de turista, mas você não é capaz de descrever a sua doença e compreender as perguntas médicas. Como você se sentiria? O que faria?

Encontros interculturais podem ser difíceis para médicos, pacientes e suas família. Considere o caso a seguir:

> **Exemplo de caso 10.1**   Sra. Jawad indo a um ambulatório no hospital.
>
> Sra. Jawad chega ao hospital com seu marido, e a enfermeira a chama para ver o médico. Seu marido levantou para ir com ela, mas a enfermeira disse a ele que não era necessário. O Sr. Jawad parecia bravo e insistiu em entrar na consulta com a sua esposa. O médico ouviu a discussão entre a enfermeira e o Sr. Jawad. Com o casal sentado no consultório, o médico começou a consulta. A Sra. Jawad parecia preocupada, e o seu marido, irritado.
>
> Considere o que cada um dos participantes deste exemplo está sentindo sobre a comunicação experimentada até agora.

Papel da cultura na relação médico-paciente

Como vimos no Capítulo 2, em qualquer consulta o objetivo é prover cuidado centrado no paciente:

- Estabelecendo valor, necessidades e preferências da pessoa
- Permitindo que a pessoa participe ativamente das decisões sobre seu cuidado.

Elementos-chave para facilitar esse processo no contexto de possíveis diferenças culturais são:

- **Seja curioso e faça perguntas:** verificar e esclarecer permite que você se sinta confiante de que não fez nenhuma suposição incorreta
- **Ouça:** captar pistas sobre o que é importante para o paciente é particularmente útil se você sente que há diferença na expectativa
- **Invista em desenvolver a relação:** dedicar tempo para estabelecer conexão, demonstrar interesse na pessoa e buscar ativamente compreender a perspectiva da pessoa são os pilares da comunicação efetiva.

Considere os muitos eventos, procedimentos e rotinas na assistência à saúde que provavelmente serão novos para um paciente. Agora, considere quais destes poderiam especialmente provocar ansiedade.

Quando questões culturais surgem no contexto do cuidado, é importante que a equipe se sinta confortável em ouvir a perspectiva da pessoa e discutir as suas preocupações. Quando os médicos estão confortáveis em fazer perguntas, os pacientes ficam mais dispostos a responder, mesmo se os tópicos forem considerados privados ou difíceis de discutir. Se as pessoas se sentem ouvidas e validadas, elas ficam menos ansiosas e mais confiantes para tomar decisões sobre seu cuidado.

Pode haver diferenças culturais entre médico e paciente em:

- Crenças sobre o corpo e como ele funciona
- Crenças sobre saúde, doença e tratamento
- Percepção dos papéis do médico e do paciente

- Expectativas sobre o cuidado médico
- Aceitação social em expressar emoções
- Percepção dos papéis dos gêneros
- Expectativas sobre o envolvimento de outros no círculo social do paciente
- Aceitação social em desafiar ou expressar discordância daqueles reconhecidos como autoridade
- Expectativas e preferências sobre a tomada de decisão.

Por exemplo, em algumas culturas há maiores expectativas de que membros da família e algumas vezes até líderes da comunidade estejam envolvidos na tomada de decisões sobre o tratamento. Em outras culturas, é esperado que o médico tome decisões e é socialmente inapropriado fazer perguntas ou discordar dele. O paciente pode vir de uma cultura em que é costumeiro a informação ser dada à família do paciente antes, particularmente se forem más notícias, para que a família possa decidir se irá ou não compartilhar a informação com o paciente. Pais e idosos podem ser considerados os membros mais importantes de sua sociedade e pode haver regras culturais claras sobre como pessoas mais velhas devem ser tratadas por pessoas mais jovens que elas.

Essas diferenças nas regras sociais podem criar confusão nas expectativas do que irá acontecer durante a consulta. Identificar que *há* diferenças nas expectativas e estar preparado para discuti-las são os primeiros passos no desenvolvimento de uma relação de trabalho efetiva com o paciente e que satisfaça as necessidades culturais. Algumas estratégias para aprimorar a comunicação intercultural são apresentadas na Tabela 10.1.

Investigação das preferências da pessoa

Embora as expectativas e os valores de uma pessoa sejam frequentemente relacionadas com o seu *"background cultural"*, indivíduos fazem suas próprias escolhas e é importante não fazer suposições tão fixas ao ponto de esperarmos que todos os pacientes de determinada cultura pensem e se comportem da mesma forma. Poderíamos assumir, por exemplo, que todas as mulheres bengalis esperam que se dirijam a elas por intermédio de seus maridos ou outro parente do sexo masculino. Apesar de isso poder ser verdadeiro para algumas mulheres bengalis, há outras que têm visões diferentes.

Se informações interculturais precisarem ser trazidas para a consulta, o médico deve ser específico sobre qual informação ele precisa e por que pode ser útil saber disso. Por exemplo, em uma

Tabela 10.1 Aprimoramento da comunicação intercultural com o paciente.

- Esteja atento aos seus próprios valores
- Aprenda o *background* cultural de seus pacientes
- Aprenda quais diferenças culturais podem afetar a tomada de decisão sobre tratamento
- Mostre aos pacientes que está curioso e respeitoso sobre a sua cultura
- Descubra se há alguma similaridade de ideias e expectativas, e construa a partir delas sempre que possível
- Esteja com a mente aberta para práticas culturais não familiares para você
- Discuta abertamente quaisquer diferenças de expectativas e o que você é capaz de oferecer
- Explique que você irá tentar fornecer a melhor assistência médica possível, apesar de não ser um especialista na cultura deles.

consulta com uma mulher grávida, o médico precisará descobrir sobre o seu tipo sanguíneo, uma vez que há condições, como a talassemia, que afetam principalmente grupos do Mediterrâneo, do sul e sudeste da Ásia e do Oriente Médio. De maneira similar, um médico pode pedir a um paciente que esclareça suas práticas culturais se elas forem relevantes à consulta (p. ex., "há algum alimento que você não coma devido à sua cultura?"). Essa forma de questionamento trata o paciente como um indivíduo, não fazendo suposições sobre práticas culturais, mas também reunindo informações quando forem necessárias.

Indivíduos inseridos em qualquer cultura adotam algumas ideias e rejeitam outras, então é ilusório assumir que todo o comportamento é uma determinação cultural. Por exemplo, ainda que eles compartilhem algumas ideias básicas, os chineses muçulmanos, chineses budistas e chineses modernos diferem significativamente quanto às suas atitudes em relação a como o corpo de uma pessoa falecida deve ser tratado. Estar ciente de práticas culturais e variações pode ser muito útil para estabelecer conversas respeitosas com pacientes e suas famílias, principalmente em momentos difíceis.

Cultura é uma construção social; portanto, fronteiras não são demarcadas claramente. Ao conhecer alguém pela primeira vez, portanto, é difícil fazer suposições sobre o que ela espera ou quer do tratamento médico, com base em fatores como país de origem da pessoa, aparência ou crenças religiosas. Além disso, as fronteiras do que constitui a cultura podem mudar ao longo do tempo, *"indivíduos/grupos podem não se comportar de maneira previsíveis ou em congruência com sua cultura"*.[4]

No exemplo do Sr. e da Sra. Jawad, o médico poderia explorar as preferências da paciente sobre ser acompanhada por seu marido:

MÉDICO: *Olá, Sra. Jawad? E seu marido, o Sr. Jawad? Olá! Vocês gostariam de ambos me acompanharem ou seu marido está satisfeito em esperar do lado de fora?*
SRA. JAWAD: *Meu marido precisa ir comigo para que ele possa me explicar o que tenho de fazer. Não posso ficar sozinha – foi o meu marido que me trouxe aqui.*

Neste caso, as linguagens verbal e não verbal da Sra. Jawad indicaram que ela esperava que seu marido estivesse presente durante a consulta e que ela via isso como apoio.

Percepções da doença, do cuidado e do tratamento

Cada cultura tem visões diferentes sobre quais são formas aceitáveis e efetivas de tratamento e assistência à saúde.[5] Todos os pacientes terão uma noção de como ficaram doentes e de qual cuidado e tratamento precisam. Como em todas as consultas, é útil tentar estabelecer quais são as ideias da pessoa no início da consulta. Mal-entendidos podem ser causados por não perguntar sobre crenças culturais que sejam relevantes à compreensão da pessoa sobre a doença e preferências de tratamento.

Tanto em diferentes culturas quanto dentro da mesma cultura, as pessoas têm crenças diferentes sobre como a doença é causada. Por exemplo, um paciente que viajou da África para a Europa ficou chocado ao descobrir que era HIV-positivo, porque pensava que essa era uma "doença de pessoas brancas". Ele sentiu que a sua doença era uma punição de Deus e, consequentemente, ele não via nenhuma razão para tratamento se era a vontade de Deus que ele morresse. Neste caso, o médico pode ter dificuldade em reconciliar a perspectiva do paciente com a sua própria abordagem cultural para essa doença e expectativas com relação ao cuidado. Explorar as crenças e preferências da pessoa, de forma respeitosa, é fundamental para desenvolver uma relação de trabalho efetiva. Em qualquer consulta, se sentir ouvido é um dos aspectos mais cruciais da conversa.

Desenvolver uma abordagem colaborativa permite ao paciente e ao médico compartilhar informações sobre a suas perspectivas em relação ao problema e preferências. O médico pode compartilhar informações sobre as opções de tratamento e suporte, em vez de desafiar as crenças do paciente e discutir como ele estaria mais bem apoiado dentro da perspectiva do médico. Compartilhar informações entre médico e paciente sobre opções de tratamento, riscos, benefícios e preferências é a base de qualquer conversa para a tomada de decisões, independentemente da presença de questões interculturais.

Também pode ser útil considerar se há algum membro da equipe que seja da mesma cultura ou se existem grupos de apoio específicos desta cultura que possam ser capazes de prover apoio adicional, uma vez que pacientes viajando a um novo país podem não ter acesso à sua rede de suporte usual.

Idioma

O idioma pode estar acima de todos os outros mal-entendidos em comunicações interculturais. Mesmo quando o paciente tem familiaridade com o idioma da cultura prevalente, há nuances, metáforas, expressões idiomáticas e linguagem corporal que podem causar confusões e mal-entendidos para pessoas não fluentes no idioma. Mal-entendidos podem ameaçar a relação médico-paciente e ter sérias implicações no cuidado.

Considere a função orgânica básica de ir ao banheiro. Pense em quantas expressões diferentes você pode usar para isso. Elas podem ser formais, coloquiais ou regionais. Quantas dessas expressões você acha que uma pessoa que veio de um país com uma língua nativa diferente compreenderia?

Agora considere o sentimento de tristeza. Quais expressões diferentes são usadas para ele? Se um paciente chega a uma consulta e menciona uma delas, o que você inferiria sobre as razões para este sentimento e, portanto, qual seria um plano de ação apropriado? Isso seria diferente para as outras expressões? Quantas formas de expressar um sentimento de tristeza você conhece em outros idiomas?

Não utilizar palavras ou frases firmadas em contextos culturais, e que não poderão ser compreendidas sem esse conhecimento, é vital. É útil dosar o ritmo das perguntas, para assegurar-se de que o significado subjacente está claro e de que o paciente pode acompanhar a linguagem. Tentar falar em uma segunda língua em um momento de medo ou ansiedade pode ser mais difícil, tanto em termos de compreender o que a outra pessoa está dizendo, quanto em produzir uma resposta. Perguntar se o paciente deseja trazer mais alguém para a consulta pode ajudar a pessoa a sentir-se apoiada, tanto linguística quanto emocionalmente.

Trabalho com intérpretes

Quando há uma barreira linguística, intérpretes podem facilitar a consulta médica. O pareamento linguístico do intérprete deve ser feito com cuidado; por exemplo, os dois podem compartilhar o mesmo idioma, mas diferir em termos de crenças culturais e políticas (o que é particularmente sensível para refugiados). Outras questões culturais, como percepções sobre gênero e idade, podem afetar a consulta. Por exemplo, uma paciente mulher pode achar difícil discutir sua gestação em frente a um homem ou um idoso. Assegurar-se de que o paciente está confortável com o intérprete é a chave para o sucesso da conversa.

Intérpretes treinados são profissionais com consciência do seu papel e que são capazes de agir como uma ponte entre o médico e o paciente. O objetivo é facilitar a relação entre o paciente e o médico em vez de desenvolver sua própria conexão com o paciente. O intérprete profissional não tem contato direto com o paciente fora da consulta ou longe da presença do médico, e está ciente do seus deveres e limite de atuação (p. ex., não preencher formulários para o paciente, mas, se necessário, encaminhá-lo para pessoa apropriada para ajudar).

Intérpretes treinados para a assistência médica compreendem que seu papel é traduzir "palavra por palavra" diretamente, sem adicionar palavras, significados, interpretações ou opiniões. Se o intérprete encontra um conceito ou crença que não se traduz diretamente, pode haver espaço para explicar o seu significado cultural, mas isso deve ser declarado explicitamente ao paciente. Por exemplo, um intérprete pode dizer *"Tive de parar porque o médico não entende o que aquilo significa, talvez possamos dizer de forma diferente"*. Um aspecto importante do papel do intérprete é assegurar-se de que aquilo que o médico e o paciente estão dizendo um ao outro não está sendo editado por um terceiro. Caso contrário, o paciente pode se sentir excluído e preocupado que coisas estejam sendo ditas sobre ele que ele não compreende, e que o intérprete está envolvido na tomada de decisão.

Sugestões de boas práticas ao trabalhar com intérpretes são apresentadas na Tabela 10.2.[6]

Tabela 10.2 Boas práticas ao trabalhar com intérpretes.

Antes da consulta

- Dedique tempo suficiente à consulta (reserve dois horários)
- Verifique se o intérprete e o paciente falam os mesmos idioma e dialeto
- Assegure-se de que o intérprete compreende as regras de confidencialidade
- Peça ao intérprete para dizer, palavra por palavra, o que você diz ao paciente e da mesma forma o que ele diz a você
- Peça ao intérprete para esclarecer caso você esteja usando terminologia médica que não seja clara ou se o paciente expressar um conceito de difícil tradução
- Pergunte ao intérprete como pronunciar o nome do paciente corretamente

Durante a consulta

- Peça ao intérprete que se apresente e explique o papel dele
- Esteja atento a quão ansioso o paciente pode estar e foque em criar uma atmosfera descontraída e solidária desde o início
- Olhe para o paciente, e não para o intérprete
- Aborde questões e quaisquer informações para o paciente e não para o intérprete
- Esteja particularmente atento em usar comunicação não verbal para mostrar que está ouvindo e entendendo o que o paciente está dizendo
- Seja paciente – conversas via intérprete sempre levam mais tempo
- Esteja atento para não usar jargões médicos inadvertidamente
- Próximo ao fim da consulta, verifique se o paciente está confiante sobre o plano de ação imediato

Fonte: Adaptada de *Valuing Diversity*.[6]

Trabalho com intérpretes leigos

Algumas vezes os pacientes chegam com um membro da família ou alguém de seu círculo social como intérprete. O paciente pode ter escolhido especificamente esta pessoa para acompanhá-lo, mas algumas vezes ele pode não ter tido escolha (p. ex., se a escolha foi determinada por quem fala português bem e estava disponível para ir à consulta). Membros da família e outros intérpretes leigos têm pouca probabilidade de terem tido treinamento em interpretação de consultas médicas; então, pode ser útil discutir brevemente algumas regras básicas.

Em primeiro lugar, descobrir quem é o acompanhante do paciente e qual seu papel ajuda a compreender como aquela pessoa está apoiando o paciente, quais informações eles podem ser capazes de adicionar e como a situação os afeta.

A Sra. Nowak chegou à sua consulta hoje com um homem acompanhando-a como intérprete. Considere como a consulta poderia ser afetada se o homem fosse:

- *Seu marido*
- *Um vizinho que fala as duas línguas*
- *Um primo que foi solicitado a ajudar*
- *Seu filho adulto que está morando com ela como cuidador em tempo integral.*

Como a consulta pode ser afetada pela presença de um intérprete leigo se ela quiser discutir um problema delicado ou constrangedor?

É importante discutir como o intérprete pode ajudar a conversa; por exemplo, explicando a importância de traduzir as perguntas e respostas "palavra por palavra" entre o médico e o paciente sem fazer edições. Por exemplo:

"Primeiro de tudo, eu gostaria de saber pela Sra. Nowak o que vem acontecendo. Por favor, você poderia traduzir exatamente o que digo quando faço uma pergunta e me dizer exatamente, palavra por palavra, o que ela responde? Por favor, não resuma ou adicione qualquer outra informação. Vou tentar manter minhas perguntas curtas."

A confidencialidade é obviamente uma questão difícil, uma vez que a conversa envolve o paciente tendo de divulgar informações que ele não compartilharia normalmente com a pessoa que o acompanhou. Ser explícito com o intérprete sobre a importância de manter a informação confidencial dentro da consulta é essencial. Para alguns aspectos da discussão, pode valer a pena esperar até a próxima consulta, quando um serviço de intérprete profissional possa estar disponível. Para problemas que não são urgentes, pode ser possível para o paciente que ele volte mais tarde no mesmo dia. Por exemplo:

"Sra. Nowak, acho que ajudaria se fizéssemos uma nova consulta, para discutir o problema mais profundamente. Se acordarmos isso agora, podemos agendar com um intérprete."

Assegurar-se de que o paciente tenha a oportunidade de explicar sua perspectiva é frequentemente muito importante para as pessoas que o acompanham, que têm um papel duplo, como tradutor e como familiar preocupado. Perguntar sobre isso depende do papel do indivíduo. Por exemplo:

"Posso perguntar como isso tem afetado você, Sr. Nowak?"
"Há algo que o senhor gostaria de adicionar, sob a sua perspectiva?"

Sinalizar ao paciente que você gostaria de fazer algumas perguntas ao intérprete e pedir permissão para isso demonstra que seu foco central é o paciente. Quando um médico e um intérprete estão tendo uma conversa de que o paciente não faz parte, ele pode se sentir alienado e com perda de controle.

"Sra. Nowak, eu gostaria de fazer algumas perguntas ao seu marido sobre como essa situação está afetando ele. Tudo bem para a senhora?"

Continuar incluindo o paciente pode ajudar, por exemplo, pedindo ao familiar para resumir ao paciente o que ele esteve discutindo com o médico.

Alguns problemas possíveis em consultas com intérpretes, profissionais ou amadores são apresentados na Tabela 10.3.

Trabalho com serviço de tradução por áudio

Algumas vezes, em serviços de saúde, não é possível garantir que um intérprete profissional esteja fisicamente presente na consulta. Serviços de intérpretes profissionais por telefone estão sendo cada vez mais usados. Assim como para outras formas de tradução, é importante assegurar que:

- O intérprete conheça as regras básicas de como traduzir informações compartilhadas entre o médico e o paciente
- O paciente compreenda que a informação permanece confidencial, independentemente do canal de comunicação usado para a tradução.

Como a conversa entre o médico e o paciente pode ser diferente se o intérprete estiver: (a) presente na sala, (b) remotamente sendo transmitido por viva voz?

Quando não há um intérprete disponível

Há alguns momentos na assistência médica em que circunstâncias incomuns acontecem. Um clínico geral é chamado para uma visita domiciliar urgente a um paciente em isolamento.

Tabela 10.3 Questões para estar atento ao trabalhar com intérpretes.

- A discussão pode concentrar-se em fatos superficiais, com menos profundidade de compreensão da situação do paciente
- Diferenças culturais com relação às expectativas podem não ser exploradas
- A presença de outra pessoa na sala pode afetar o desenvolvimento de conexão e de uma relação de trabalho
- Algumas palavras, algumas frases e alguns conceitos podem ser de difícil tradução
- O paciente pode sentir-se constrangido em discutir suas emoções ou o impacto da doença.

Ao trabalhar com intérpretes leigos ou membros da família

- A confidencialidade pode ser comprometida
- O paciente pode não fornecer todas as informações, por exemplo, devido a constrangimento ou estigma
- O paciente pode sentir que perdeu o controle
- Quando crianças são feitas de intérpretes, elas podem ser expostas a informações e decisões inapropriadas para sua idade e o tipo de relação com o paciente
- O paciente pode sentir-se menos envolvido na tomada de decisão

Um paciente ferido é trazido para a emergência por transeuntes. Um paciente chega para uma consulta e se torna claro que ele fala muito pouco o idioma local. O médico pode precisar tomar algumas decisões rapidamente, por exemplo, sobre se o paciente necessita de cuidado imediato. Além de requisitar um serviço de intérprete com urgência, é essencial dedicar algum tempo para conversar com o paciente e fazer a sua própria avaliação de quanta comunicação é possível.

Por exemplo, o médico pode considerar:

- O que já é conhecido sobre o problema do paciente com base em outras fontes e por observação do paciente?
- Como o paciente responde a uma apresentação inicial e a questões abertas?
- Ajudaria se o médico ou paciente usassem gestos ou recursos físicos (como apontar para uma parte do corpo, mimetizar tosse ou vômito, apontar para um relógio ou calendário)?
- Quais sintomas o paciente parece estar tentando descrever, e algum destes é considerado um sinal de alerta que sugira um problema sério e risco à vida que requeira tratamento imediato?
- Fazer perguntas sobre aspectos corriqueiros da vida do paciente (como família ou trabalho) daria uma ideia melhor de quanto ele domina o idioma quando comparado à discussão de tópicos médicos?
- Comunicação não verbal para demonstrar empatia e reafirmação reduziria a ansiedade do paciente e permitiria que a pessoa usasse mais a linguagem?
- Ao fim da conversa, sobre quais informações o médico está confiante e quais dúvidas ainda permanecem?
- Com base nas informações reunidas, quais são os próximos passos?
- Se possível, acompanhar o paciente após a emergência ter sido resolvida, para verificar se houve compreensão do problema, tratamento e planos para cuidado futuro.

Oferta de material impresso

Algumas vezes pode ser útil que pacientes tenham material impresso em seu próprio idioma, mas esses folhetos não substituem uma consulta face a face. Folhetos e *sites* da internet são, frequentemente, uma forma de os pacientes aprofundarem-se e absorverem informações em um contexto com menos pressão ou sem a presença de familiares. No entanto, é importante verificar se o paciente é capaz de usar a informação; por exemplo, checando que a pessoa é alfabetizada e em que idioma ela prefere ler.

Estratégias de comunicação que envolvem questões interculturais

Cenário

Relembre sua primeira semana na faculdade de Medicina. Como foi para você se encontrar e se adaptar? Como você se sentiu passando todo o seu tempo com pessoas que não conhecia? Como foi saber que os outros estavam na mesma situação que você?

O ambiente não familiar e as pessoas nos serviços de saúde podem fazer com que pacientes se sintam mais ansiosos. É importante que as conversas não sejam conduzidas em locais públicos. Pacientes terão suas próprias expectativas sobre o tratamento, dependendo do cenário; por exemplo, uma internação leva a expectativas diferentes daquelas associadas a um tratamento ambulatorial. Pacientes precisam de informações claras sobre quais procedimentos ou tratamentos estão sendo planejados, para que possam tomar decisões informadas sobre seu cuidado.

Apresentações
Nomeação
Chamar o paciente pelo nome promove conexão e ajuda a definir o tom da conversa. Isso inclui checar a pronúncia de quaisquer nomes que não sejam familiares a você. Também pode ser útil checar qual é o primeiro nome do paciente e o sobrenome, uma vez que a ordem pode ser diferente em algumas culturas, como no leste asiático.

"O senhor é...? É assim que se pronuncia?"

Certificar-se de que o nome completo do paciente (escrito corretamente) esteja propriamente documentado nos registros médicos é um elemento importante para que ele se sinta seguro. Pacientes (particularmente a geração mais jovem) podem tornar seus nomes ou sobrenomes mais ocidentalizados para que sejam mais fáceis de pronunciar. Pode ser útil perguntar se o paciente tem um primeiro nome ou sobrenome diferente daqueles pelos quais é conhecido. Esteja ciente de que o sobrenome de familiares (como esposas) podem ser diferentes.

Pacientes podem esperar ser tratados pelo seu título e sobrenome. Em algumas culturas, é esperado que os idosos sejam tratados formalmente, como sinal de respeito. Note que os pronomes podem ser usados de maneira diferente. Por exemplo, em Bengali não há diferenciação de gênero para substantivos e pronomes, então "ele" e "ela" são utilizados de maneira intercambiável.

Envolvimento do acompanhante do paciente
Sempre é útil perguntar quem veio com o paciente à consulta e qual seu relacionamento com ele. Descubra se o paciente deseja ser acompanhado durante a consulta. Assim como para qualquer consulta na qual membros da família estão presentes, pode ser apropriado pedir a eles que saiam do consultório por alguns minutos, para ter uma conversa particular com o paciente. Durante esse período, pode ser útil assegurar-se de que o paciente esteja realmente confortável com a presença dos familiares, e não apenas consentido por obrigação devido a fatores culturais. Algumas vezes pacientes podem sentir-se inibidos em discordar da opinião de um familiar presente na consulta.

Explorar o papel do acompanhante pode ajudar. Por exemplo, no estudo de caso, o Sr. Jawad sentiu que era seu dever, como chefe da casa, estar com a sua esposa para explicar seu problema para o médico e ser informado diretamente sobre a condição dela. Ainda que o Sr. Jawad estivesse feliz em fazer isso, o médico nesta situação ainda tem o dever de assegurar que o atendimento satisfaça as necessidades da paciente, isto é, que ela compreenda a sua condição e esteja completamente envolvida em decisões sobre seu cuidado.

Coleta de informações
Como para qualquer consulta, é útil orientar o paciente com uma explicação do processo; por exemplo, que você inicialmente gostaria de saber mais sobre o problema pelo qual a pessoa veio à consulta, e depois gostaria de fazer mais perguntas sobre a saúde dela. Esteja ciente

de que, em algumas culturas, há uma expectativa de que a comunicação será mais indireta, evitando o método direto de pergunta-resposta característico de algumas culturas ocidentais.[7] Alguns pacientes de outros países podem esperar que sejam feitas perguntas sobre a sua família inicialmente e podem achar estranho que o médico queira começar discutindo a doença de imediato. Em contrapartida, outros pacientes não irão divulgar informações sobre a sua família prontamente.

Informações biológicas básicas sugerem questões relativas ao *background* cultural do paciente.

"Você poderia, por favor, me contar onde nasceu?"
"Eu não tinha percebido que você estava em jejum. Você poderia me contar mais sobre isso e quanto tempo ele dura?"
"Há algo que você ache que eu deva saber sobre a sua cultura que possa afetar o seu período de estadia no hospital?"

É importante perguntar diretamente sobre questões culturais apenas quando for relevante. Estar confortável em abordar essas questões quando necessário é essencial para reunir informações e melhor compreender a situação do paciente dentro de seu contexto cultural.

Investigação das ideias da pessoa sobre doença e tratamento

Pessoas de todas as culturas têm ideias sobre a causa de sua doença, além de expectativas e preferências com relação ao tratamento. Explorá-las pode levar a uma maior compreensão sobre o problema do paciente (Tabela 10.4).[8]

Tabela 10.4 Investigação da percepção da pessoa quanto a doença, cuidado e tratamento.

Tópico	Exemplos de perguntas
Explore as visões individuais sobre doença, cuidado e tratamento	Você pode me descrever como tem se sentido? Qual você acha que é a causa da sua doença? Há alguma coisa em particular com a qual você esteja preocupado? Que tipo de tratamento você acha que ajudaria?
A experiência do paciente com a doença	Você pode me mostrar como você percebe a doença? O que tem sido diferente desde que você ficou doente? Quando você percebeu que estava doente? Como isso afetou a sua vida cotidiana? Existem coisas que você não consegue fazer por conta da sua doença?
Percepção de controle	O que você tem feito desde que descobriu que estava doente? Você tentou alguma coisa para sentir-se melhor?
As visões de familiares	Qual você acha que é a razão pela qual o seu familiar não tem se sentido bem?
Ideias culturais sobre a doença	Como as pessoas da sua cultura veem pessoas que têm câncer/AIDS? Como isso seria tratado normalmente na sua cultura?

Investigação de questões interculturais
Você pode descobrir que o paciente tem as mesmas ou diferentes visões que você, em relação a:

- Crenças e práticas espirituais
- Crenças e valores advindos da família, *background* cultural e social
- Crenças sobre saúde, doença e tratamento.

Por exemplo, pode ser difícil entender por que um paciente deseja que seus familiares estejam presentes em todas as consultas, uma vez que em culturas ocidentais geralmente há maior ênfase na autonomia individual e na privacidade. Em todas as consultas, explorar as perspectivas do paciente com relação ao que o ajuda é um elemento-chave para desenvolver uma relação de trabalho efetiva com ele.

Envolvimento de familiares
Pode haver momentos em que é útil consultar familiares de um paciente para obter mais informações sobre as práticas da família ao gerenciar a doença da pessoa. No entanto, também é importante esclarecer isso com o paciente, uma vez que sua preferência pode não ter sido explicitada devido a hierarquias culturais. Por exemplo, uma mulher muçulmana em luto pelo seu marido pode achar difícil expressar seus sentimentos em frente a seu cunhado mais velho ou seus sogros.

Quando um paciente morre, familiares precisam ser consultados sobre as práticas apropriadas à sua cultura. Por exemplo, no judaísmo, o falecido deve ser enterrado o quanto antes, usualmente dentro de 24 horas, e mutilação do corpo não é permitida, a não ser que haja um requerimento legal para autópsia. Para hindus, devem ser lidas passagens do livro sagrado para pacientes próximos à morte, e, uma vez que a pessoa morra, o corpo deve ser mantido descoberto. Os rituais envolvendo a morte são emotivos para os familiares. Tomar decisões sem consultá-los pode ser visto como desrespeitoso e ofensivo.

Consulta a colegas
Algumas vezes pode ser necessário consultar colegas para descobrir qual a maneira mais efetiva de fazer dialogarem as diferenças interculturais e as práticas médicas. Colegas com o mesmo *background* cultural que o paciente podem particularmente prestar auxílio, sugerindo formas de assegurar que o paciente se sinta apoiado, além de, por exemplo, prover a presença de alguém que fala o mesmo idioma do paciente. No entanto, é importante confirmar que isso é aceitável em vez de assumir que o membro da equipe e o paciente compartilham os mesmos valores culturais e religiosos.

Apoio de outros canais sociais
Frequentemente há recursos úteis disponíveis para pessoas de diferentes culturas, como serviços de aconselhamento, centros culturais e outras fontes de informação específica. Canais de suporte ou apoio comunitário podem ser o maior auxílio para pacientes e suas famílias. Em muitos países, o modelo biomédico não é o único sistema de cura, e pacientes buscam apoio por parte de curandeiros ou herbalistas. Membros de alguns grupos religiosos podem querer consultar um sacerdote e realizar rituais religiosos. Descobrir como os pacientes e suas famílias usam recursos adicionais de suporte pode ser muito útil para compreender como um paciente é apoiado ao longo de sua doença.

Exemplo de caso 10.2 Família de refugiados em busca de conselhos em relação à saúde de seu filho.

Esta família chegou ao país há pouco mais de 1 ano. Logo após chegarem eles tiveram um filho, Ahmed, que agora tem quase 1 ano. Eles têm duas filhas mais velhas e desejavam muito um menino. O bebê nasceu pouco depois de eles deixarem seu país, e eles sempre estiveram preocupados com a sua saúde. A agente de saúde já havia indicado preocupações com relação ao desenvolvimento do bebê. Como ela é a uma das poucas pessoas com quem eles têm contato regular, ficaram confusos e perturbados com os comentários dela. No entanto, o pai não se sente em posição de discutir esses assuntos com ela.

Este é um exemplo que demonstra como frequentemente consultórios médicos podem se tornar o único local no qual diferenças interculturais relacionadas com a assistência médica podem ser abordadas.

MÉDICO: *Conte-me sobre suas preocupações com o seu bebê.*
PAI: *Tenho certeza de que ele está bem. Viemos buscar orientações.*
MÉDICO: *E com qual orientação eu poderia ajudá-los?*
PAI: *A agente de saúde estava preocupada com o bebê não estar crescendo adequadamente.*
MÉDICO: *Estou me perguntando se você tem as mesmas preocupações que ela?*
PAI: *Talvez nosso bebê seja diferente de alguma maneira.*

O pai hesita quando é solicitado a ser específico, e se volta à mãe para que ela dê mais informações. A mãe compreende a maior parte da conversa e responde à pergunta, porém responde em seu idioma nativo, e o pai traduz para o médico.

PAI: *A agente de saúde achou que ele não estava se mexendo o suficiente e se preocupou com a dieta. Acho que ele está bem e é apenas um menino quieto.*

Neste caso, muito da confusão é em virtude de fatores culturais e expectativas diferentes sobre o desenvolvimento. O pai estava particularmente ansioso por pensar que a agente de saúde estava sugerindo que seu filho tivesse algum tipo de dano cerebral.

O médico decidiu que seria útil avaliar o bebê adequadamente, mas fazer isso em um momento em que a intérprete estivesse presente. Ainda que o pai fosse fluente o suficiente no idioma local, algumas palavras foram usadas de maneira diferente e havia espaço para mal-entendidos. O pai também não parecia compreender completamente o termo "agente de saúde" e o seu papel comparado ao papel de um médico, o que era outra fonte de ansiedade e exigia esclarecimento.

A principal preocupação da agente de saúde era que o bebê não se movimentava tanto quanto o esperado para a sua idade, e que ele não estava explorando o ambiente suficientemente, nem "era permitido que ele o fizesse e se tornasse mais independente". Além disso, ela estava preocupada com o fato de que a mãe o amamentava, porém não provia nenhum outro alimento.

Em muitas culturas é a mãe quem define o espaço físico e de exploração do bebê. Esse aspecto é definido pela cultura, assim como a distância segura para mover-se para longe.[9] A mãe não frequentava nenhum espaço de brincar compartilhado e era cautelosa após suas experiências em seu país de origem, temendo que algo pudesse acontecer ao bebê (isso surgiu muito depois na discussão).

Nesse caso há muitos pontos de aprendizado, levando em consideração as perspectivas de toda a família e dos profissionais de saúde. Por exemplo, neste caso, a mãe conhecia melhor a criança

(Continua)

Exemplo de caso 10.2 Família de refugiados em busca de conselhos em relação à saúde de seu filho. *(Cont.)*

e falar com ela por intermédio de um intérprete foi útil. Com o pai tendo o papel de narrador e tradutor era difícil para o médico avaliar o desenvolvimento do bebê e abordar suas preocupações. O pai, a mãe e a agente de saúde tinham preocupações distintas.

Adicionalmente, quando há diferenças interculturais, é útil para os profissionais de saúde envolvidos considerar a influência de fatores culturais (e outros fatores, como trauma, no caso de refugiados). No caso da família de Ahmed, as ansiedades com relação ao bebê foram exacerbadas por terem de deixar seu país de origem e serem recém-chegados em um país desconhecido.

Após essa consulta, o exame e a avaliação do bebê foram realizados e estavam normais. A família pôde discutir alternativas para a dieta da criança e necessidades físicas, encontrando uma forma de prover o que era necessário para seu desenvolvimento contínuo e normal e, ao mesmo tempo, respeitando as suas preferências culturais e crenças. A mãe estava satisfeita em continuar amamentando o bebê uma vez ao dia e provendo a ele outras fontes de alimento sólidas durante o dia.

Outra consideração no cuidado de pacientes refugiados é que as leis estão em constante mudança com relação a quais tratamentos eles têm direito e em que ponto do seu processo de imigração estão. Essas são questões delicadas em um momento de saúde física comprometida e de incerteza para a equipe médica, considerando as necessidades de acompanhamento e tratamento. Ter discussões abertas e sensíveis sobre isso é um aspecto adicional que pode ser necessário nessas consultas.

Pontos-chave

- Conscientizar-se sobre questões culturais pode ajudar o médico a alcançar uma compreensão compartilhada com o paciente acerca do problema de saúde, dentro do seu contexto cultural, e favorecer a relação terapêutica
- Trabalhar com intérpretes requer um manejo ativo por parte do médico para garantir que os pacientes se sintam confiantes durante a consulta e que a informação seja compartilhada efetivamente
- Médicos podem facilitar a comunicação em conversas interculturais ao serem curiosos, ouvirem e investirem no relacionamento.

Referências bibliográficas

1. Dogra N, Bhatti F, Ertubey C, et al. Teaching diversity to medical undergraduates: curriculum development, delivery and assessment. AMEE GUIDE no. 103. Med Teach 2016;38(4):323-337.
2. Helman CG. Culture, health and illness. London: Hodder Arnold; 2000.
3. Ferguson WJ, Candib LM. Culture, language, and the doctor–patient relationship. Fam Med 2002;34(5):353-361.
4. Eleftheriadou Z. Psychotherapy and culture: weaving inner and outer worlds. London: Karnac; 2010.
5. Mullavey-O'Byrne C. Intercultural communication for health care doctors. In: Brislin RW, Yoshida T, editors. Improving intercultural interactions: modules for cross-cultural training programmes. London: Sage; 1994.

6. Kai J. Valuing diversity: a resource for effective health care of ethnically diverse communities. London: The Royal College of General Practitioners; 1999.
7. Neuliep JW. Intercultural communication: a contextual approach. 3rd ed. London: Sage; 2006.
8. Gardiner HW, Kosmitzki C. Lives across cultures. Columbus. Ohio: Allyn & Bacon; 2004.
9. Brislin RW, Yoshida T, editors. Improving intercultural interactions: modules for cross-cultural training programmes. London: Sage; 1994.

11 | Diversidade e Comunicação
Lorraine Noble

Vimos em capítulos anteriores que há estratégias de comunicação para aprimorar a efetividade de conversas entre médicos e pacientes, nas quais:

- O paciente se sente ouvido e cuidado
- Informação é trocada para alcançar uma compreensão compartilhada do problema e possíveis soluções
- Tópicos difíceis e delicados são abordados com compaixão e empatia
- O paciente é apoiado na tomada de decisões sobre o seu tratamento
- O paciente é tratado com respeito e dignidade.

Discutimos abordagens que podem ajudar o médico a alcançar isso no seu papel como "anfitrião" da consulta, por exemplo:

- Usar uma estrutura para a consulta (como a Calgary-Cambridge)[1]
- Concentrar-se nos elementos-chave da comunicação, como ouvir, questionar, facilitar e estabelecer empatia
- Considerar as necessidades e perspectivas do paciente em sua situação particular (p. ex., quando estiver dando más notícias a alguém que não estava esperando ou discutindo uma cirurgia com um paciente jovem).

Estes elementos-chave de uma consulta são baseados em evidências e ajudam tanto o médico quanto o paciente a sentirem-se confiantes de que seus objetivos para o encontro serão atingidos. Algumas vezes, no entanto, há uma suposição de que ensinar "habilidades de comunicação" implica que o mesmo conjunto de regras se aplique a todas as consultas. Por exemplo:

- "É sempre bom ter períodos de longos silêncios" (mesmo que estes sejam desconfortáveis para os participantes)
- "Você sempre deve empregar a estratégia ICE (*Ideas, Concerns, Expectation*)" (i. e., perguntar ao paciente sobre suas ideias, preocupações e expectativas, de forma estruturada, em um momento específico da consulta)
- "Mais é sempre melhor" (p. ex., perguntar repetidamente ao paciente se ele compreende ou como ele se sente).

Toda a comunicação – incluindo a comunicação entre médicos e pacientes – é um processo dinâmico, que depende de:

- Personalidades dos envolvidos
- Humor e emoções dos participantes
- Expectativas e objetivos de cada pessoa
- Confiança e conexão
- Suposições que os participantes fazem um sobre o outro
- Estilos preferidos de conversação.

A Dra. Sylia está iniciando suas consultas da tarde, atendendo pacientes que foram encaminhados por dor no peito. Na sala de espera estão:

- Solange, que está satisfeita por seu médico tê-la encaminhado para ter certeza, mas não está esperando que seja nada sério. Ela está muito ocupada no trabalho e querendo voltar rápido para o escritório nesta tarde
- Vinícius, que está preocupado achando que pode ter um ataque cardíaco. Vir ao hospital deixou-o mais ansioso. Ele consegue sentir seu coração batendo forte, suas mãos ficando suadas e sua boca seca
- Guilherme, que está quieto, porém com raiva. Por alguma razão o hospital e o seu clínico geral tiveram uma falha de comunicação e erraram o seu horário duas vezes. Além disso, chegar ao hospital foi difícil, pois os trens foram cancelados
- Naidoo, que espera estar no lugar certo. Ela conhece pouco nosso idioma, e sua irmã, que estava vindo com ela para traduzir, teve um imprevisto e não pôde acompanhá-la. Ela nunca esteve em um hospital neste país antes

Ainda que a queixa destas pessoas seja a mesma, como as consultas podem ser diferentes? Você esperaria que a médica se comportasse exatamente da mesma maneira com cada um dos pacientes? Se não, como o seu comportamento comunicativo difere com cada um destes pacientes?

Diversidade na comunicação muitas vezes é usada para definir a conversação com pacientes que tenham uma etnia ou características culturais diferentes daquelas do médico. Em vez disso, diversidade se refere a diferenças individuais entre pessoas, que são o resultado de muitas influências distintas. Alguns exemplos dessas influências são listados na Tabela 11.1. Pense sobre essas influências em seu próprio caso. Como elas podem afetar o seu estilo de comunicação?

A comunicação é efetiva quando atende às necessidades dos indivíduos e da situação. Portanto, é necessariamente responsiva e adaptável. Não é uma arte indefinível sem regras, para a qual não há certo ou errado, mas também não é simplesmente seguir um protocolo fixo da mesma forma para todos os pacientes.

Tabela 11.1 Alguns exemplos de influências sobre a diversidade.

- Idade
- Nacionalidade
- Habilidades/comprometimento físico
- Situação socioeconômica
- Experiências de vida
- Idioma
- Gênero
- Educação
- Características culturais e étnicas
- Orientação sexual
- Crenças religiosas
- Habilidades comunicativas
- Histórico familiar
- Habilidades/dificuldades de aprendizado
- Perspectiva, crenças e expectativas

Este capítulo irá considerar alguns exemplos de consultas em que o estilo de comunicação do médico pode facilitar uma consulta efetiva, em resposta às diferentes necessidades do paciente e da situação. O objetivo é considerar algumas situações diferentes que um médico pode encontrar para ilustrar a diversidade de situações e abordagens de comunicação que podem ajudar a construir boas relações de cuidado com pacientes.

Comunicação com pessoas que têm dificuldade de aprendizado

Pessoas com déficits cognitivos significativos frequentemente são tratadas de maneira diferente em contextos de assistência médica. Por exemplo, uma revisão de literatura encontrou que pacientes com deficiência intelectual em hospitais vivenciavam:[2]

- Falta de cuidado
- Comunicação falha
- Atitudes discriminatórias
- Falhas na analgesia
- Falhas em auxiliar a pessoa a usar o banheiro e comer
- Menor acesso a procedimentos diagnósticos e tratamentos.

Além disso, pacientes relataram:

- Medo de não saber o que esperar
- Medo de uma situação ou ambiente não familiar
- Medo geral de médicos, enfermeiros e procedimentos médicos.

Imagine que você é Marina, 20 anos. Você tem síndrome de Down. Seu clínico geral encaminhou você para o hospital devido a um problema digestivo persistente, que está causando dor e diarreia. Seu irmão mais velho se ofereceu para ir ao hospital com você, porque ele trabalha próximo ao hospital e vocês almoçariam juntos depois. Na vida cotidiana, você às vezes tem dificuldade para se expressar, ainda que saiba o que quer dizer. Ajuda se as pessoas forem pacientes. Você está ciente de que as pessoas frequentemente reagem a você baseadas na sua aparência, mesmo antes de você iniciar uma conversa.

Na chegada ao hospital, quando você vai se cadastrar, a recepcionista fala com o seu irmão e não com você. Outro membro da equipe pergunta ao seu irmão: "A Marina pode vir por aqui?", e indicam o caminho para o consultório. Vocês dois se sentam, o médico olha para vocês e fala para o seu irmão: "Então, a Marina teve um problema com dor e diarreia?". Seu irmão responde: "É melhor você perguntar à Marina, eu não sei direito". O médico olha para você e diz, em um tom mais alto, "Problemas com cocô?".

Quão confiante você está de que será ouvido e de que seu problema será resolvido?

Dificuldades de aprendizado e deficiências variam em espectro de um comprometimento leve a grave. No caso de Marina, a aparência física pode às vezes ter influência sobre as suposições feitas por outros sobre suas:

- Habilidade comunicativa
- Autonomia
- Habilidade em tomar decisões relacionadas com a saúde.

Tabela 11.2 Estratégias para aprimorar a comunicação com uma pessoa com dificuldades de aprendizado.

- Encontre um local calmo e sem distrações
- Dedique seu tempo e permita mais tempo para a consulta
- Fale diretamente com o paciente
- Peça permissão ao paciente para envolver o familiar ou cuidador na consulta
- Conte ao paciente, ao familiar ou cuidador o que irá acontecer na consulta
- Use expressões faciais, gestos, desenhos e figuras
- Faça perguntas abertas
- Repita o que o paciente disse para checar se você compreende o que a pessoa está relatando
- Seja vigilante para jargões médicos ou linguagem complexa
- Se um exame físico for necessário, seja cuidadoso ao explicar o que isto envolve e assegure-se de que o que o paciente está de acordo
- Forneça informações antecipadamente aos pacientes e cuidadores, quando possível
- Use recursos impressos, como um passaporte da saúde e informações designadas para pessoas com dificuldades de aprendizado (como *Easyread*[8] ou *Communication Jargon Buster*)[9]

Fonte: Adaptada de General Medical Council,[6] Mencap.[7]

Assim como para qualquer consulta, é difícil fazer qualquer avaliação da perspectiva do paciente e habilidade em comprometer-se com a tomada de decisão sem antes começar uma conversa e ouvir a pessoa. Relatos de pessoas com dificuldades de aprendizado sobre suas experiências de cuidado à saúde realçam a importância de serem tratados com respeito e receberem as mesmas oportunidades dadas a qualquer outro paciente adulto.[3]

Guias profissionais do Reino Unido requerem que os médicos presumam que todo o paciente adulto tenha "capacidade mental" para tomar decisões sobre seu próprio cuidado, a não ser que esteja claro que, dado todo o auxílio e suporte necessário, a pessoa é incapaz de compreender, armazenar ou usar a informação, ou ainda de comunicar seus desejos.[4]

Foram sugeridos os seguintes elementos-chave de uma conversa com um paciente com dificuldades de aprendizado:[5]

- Tratar a pessoa com respeito
- Reconhecer os sentimentos da pessoa
- Considerar quais ajustes na consulta podem ser feitos (como dedicar tempo extra, ter o encontro em um local e momento escolhidos pela pessoa)
- Compartilhar a informação de uma maneira que auxilie a compreensão (como usar figuras) e checar a compreensão
- Assegurar-se que os cuidadores estejam envolvidos.

Estratégias para auxiliar a comunicação com pessoas com dificuldades de aprendizado são apresentadas na Tabela 11.2.[6-9]

Comunicação com pacientes transgênero

Luiza Morais é uma estudante de Medicina fazendo estágio na clínica geral, conversando com pacientes que concordaram em falar com ela antes de sua consulta com o médico. Seu próximo paciente é Lucas Tande, um paciente de 37 anos, listado previamente como "sexo feminino" nas anotações que Luiza recebeu. Lucas esteve no consultório pela última vez há 1 mês. As anotações são breves, mas colocam que Lucas estava preocupado com uma sensibilidade maior em seu seio esquerdo, que o médico sugeriu que fosse provavelmente dor relacionada com a atividade hormonal cíclica. Como Luiza poderia abordar essa consulta, em termos de:

- *Preparar-se para a consulta*
- *Iniciar a consulta e estabelecer conexão*
- *Priorizar quais áreas cobrir*
- *Fazer perguntas*
- *Ser respeitosa em relação às necessidades do paciente?*

Transgênero (ou trans) refere-se à pessoa que sente que sua identidade de gênero não combina com o sexo ao nascimento. Pessoas que são transgênero podem:

- Usar roupas e um nome que combine com o gênero com o qual elas se identificam
- Alterar seus corpos por meios clínicos e cirúrgicos para tornarem-se congruentes ao seu gênero de escolha
- Adotar a sua identidade de gênero de escolha em todas as áreas da sua vida, ou apenas em algumas áreas da sua vida, ou ainda podem não divulgar para ninguém o seu *status* de transgênero.

Pessoas que são transgênero relatam vivenciar discriminação, assédio, falta de compreensão e humilhação em sua vida cotidiana e em momentos relativos à assistência médica.[10-12] Estes incluem profissionais de saúde recusando-se a realizar exames ou procedimentos, usando o pronome "isso" para se referir à pessoa e persistentemente dirigindo-se ao paciente pelo seu gênero atribuído ao nascimento. Considere o efeito de alguns desses comportamentos na relação profissional médico-paciente.

Algumas estratégias para melhorar a comunicação entre a equipe médica e pacientes transgênero incluem:[10,13]

- Treinar médicos nas necessidades específicas de cuidado aos pacientes transgênero
- Melhorar o ambiente e os procedimentos nos locais de assistência médica (p. ex., registrar a pessoa pelo seu nome e gênero escolhidos)
- Cumprimentar o paciente sem fazer suposições (p. ex., evitando pronomes e títulos se você estiver incerto sobre a identidade de gênero do paciente)
- Esclarecer educadamente quando necessário (p. ex., "Qual nome você gostaria que eu usasse?")
- Evitar fazer perguntas por curiosidade (p. ex., sobre o *status* genital da pessoa ou orientação sexual) que não sejam relevantes para o presente atendimento
- Desculpar-se se você cometer um erro e disser algo errado
- Manter confidencialidade, divulgando o *status* transgênero do paciente apenas para aqueles que necessitem saber para o cuidado dele
- Manter um ambiente inclusivo e solidário no local de atendimento.

Esta é a primeira parte da conversa entre a estudante de Medicina e o paciente:

Estudante: *Olá! Você é Lucas Tande?*
Paciente: *Sim, sou o Lucas.*
Estudante: *Olá! Meu nome é Luiza Morais, sou estudante de Medicina. Tudo bem se eu fizer algumas perguntas antes da sua consulta com a médica hoje?*
Paciente: *Sim, tudo bem. O que você gostaria de perguntar?*
Estudante: *Eu gostaria de saber por que você veio hoje e depois irei passar essa informação para a médica antes de ela examinar você. Tudo bem?*

PACIENTE: *Sim, claro.*
ESTUDANTE: *Você se importa se eu fizer algumas anotações?*
PACIENTE: *Não, tudo bem.*
ESTUDANTE: *Posso perguntar o que o trouxe aqui hoje?*
PACIENTE: *Há uns 2 meses, tive dor aqui.*
ESTUDANTE: *Dor, na esquerda? No seu seio?*
PACIENTE: *Sim.*
ESTUDANTE: *De um lado, ambos os lados?*
PACIENTE: *Apenas de um.*
ESTUDANTE: *E como você descreveria a sensação? É doloroso? Sensível?*
PACIENTE: *Dolorido. Algumas vezes sinto como se estivesse queimando e ocasionalmente tenho verdadeiras pontadas de dor.*
ESTUDANTE: *Então, dolorido, queimação, algumas vezes a dor se apresenta em pontadas. Há cerca de 2 meses?*
PACIENTE: *Sim, vim aqui há 1 mês, e o médico que me atendeu naquele dia disse "é mastalgia, algo normal que as mulheres frequentemente têm".*
ESTUDANTE: *Mm-humm.*
PACIENTE: *Ele não estava muito interessado. Nem me examinou.*
ESTUDANTE: *Você não foi examinado.*
PACIENTE: *Não. Senti como se ele quisesse que eu saísse de lá o quanto antes.*
ESTUDANTE: *O que fez você pensar isso?*
PACIENTE: *Vejo isso o tempo todo. As pessoas se fecham, elas não querem saber. Apesar de que esta médica de hoje é boa. Sei que ela irá me ouvir.*
ESTUDANTE: *O que você está esperando para hoje?*
PACIENTE: *Estou preocupado e quero ser examinado.*
ESTUDANTE: *Há algo em particular com o que você esteja preocupado?*
PACIENTE: *Não sei, pode ser sério.*
ESTUDANTE: *Por sério, você quer dizer...?*
PACIENTE: *Minha avó teve câncer de mama, ela morreu quando tinha 40 anos.*
ESTUDANTE: *Você gostaria de discutir isso com a médica?*
PACIENTE: *Sim.*
ESTUDANTE: *Há algo mais que você gostaria de falar com a médica hoje?*
PACIENTE: *Não, é só isso.*
ESTUDANTE: *Posso repassar o que você me contou até agora?*

Pense sobre:

- Quais aspectos da conversa podem ter ajudado a estudante a estabelecer conexão com o paciente?
- O fato de o paciente ser transgênero era importante para a conversa? Em que partes esse fato era ou não relevante para a discussão?
- Você teria feito ou dito algo diferente se fosse a estudante?
- Se você fosse continuar a conversa, o que discutiria em seguida?
- Se você fosse o paciente, estaria satisfeito com a conversa até o momento?

A habilidade central de ouvir o paciente ajudou a estudante no exemplo anterior a focar-se no que o paciente veio para discutir, sem que a consulta fosse dominada pelo *status* transgênero do paciente. Isso pode ajudar a evitar um fenômeno chamado "diagnóstico ofuscante", no qual o médico se concentra tanto em um aspecto ou queixa do paciente que suposições são feitas sobre isso, sem que a causa do problema tenha sido propriamente explorada – por exemplo, a suposição de que a queixa principal de Lucas fosse provavelmente relacionada com seu *status* transgênero.

Comunicação com pacientes mais velhos

Em que momento uma pessoa se torna "velha"? Aos 65? Aos 50? Com mais de 80 anos? Considere alguns dos termos utilizados para se referir a adultos mais velhos: idoso, geriátrico, sênior, maduro, aposentado, senhora idosa. Quais são as conotações desses termos? Em Medicina, o termo "primigesta idosa" é usado para se referir a pacientes que têm sua primeira gestação acima de 35 anos, o que frequentemente é um choque para as pacientes em questão.

Adultos mais velhos enfrentam uma variedade de desafios a sua saúde, incluindo maior probabilidade de:

- Déficits sensoriais, como perda de audição e visão
- Condições sérias e crônicas
- Múltiplas condições requerendo tratamentos simultâneos
- Isolamento físico e social.

O Dr. Bruno está conduzindo suas consultas da tarde em clínica geral, com horários marcados em intervalos regulares de 10 minutos. Sua próxima paciente é a Ana Maria, uma viúva de 70 anos com artrite reumatoide, glaucoma e perda de audição, para a qual ela utiliza um aparelho auditivo. Ela recentemente teve uma pneumonia que resultou em uma breve hospitalização. Quando foi chamada, ela entrou vagarosamente na sala e andou com dificuldade de equilíbrio em direção à cadeira.

Como você acha que o Dr. Bruno irá abordar esta consulta? Que estratégias de comunicação podem ser particularmente úteis?

Este é o início da interação do Dr. Bruno com a Sra. Ana Maria:

MÉDICO: *Olá, Ana. Venha e sente-se.*
PACIENTE: *Oh, certo, doutor, obrigada.*
MÉDICO: *Ana, vejo que você se recuperou bem de sua pneumonia. É importante se manter agasalhada nesta época do ano.*
PACIENTE: *Sim.*
MÉDICO: *Seu caminhar não está tão bom hoje, não é? Sua artrite reumatoide está entrando em cena de novo. Talvez seja hora de revermos a sua medicação. Qual foi a última vez que você foi ao hospital para fazer os exames de rotina?*
PACIENTE: *Oh, eu não tenho certeza...*
MÉDICO: *Não, não, tudo bem, podemos checar isso. Então o que a trouxe aqui hoje?*
PACIENTE: *Bom...*
MÉDICO: *E o seu glaucoma, sim, também devemos revisar isso.*

Neste exemplo o Dr. Bruno não estava ciente de como:

- Apressou-se para cobrir vários tópicos, em parte porque a paciente levou mais do que o esperado para sentar-se e em parte porque ele estava preocupado com o número de condições clínicas que ela poderia querer discutir
- Cumprimentou a paciente com informalidade inapropriada (ela esperava ter sido chamada de Senhora Ana Maria)
- Fez suposições sobre o propósito da consulta, focando-se em problemas de saúde preexistentes
- Demonstrou menos respeito pela perspectiva do paciente do que ele usualmente faz (com seus pacientes mais jovens), não dedicando o tempo necessário para ouvir por que ela havia comparecido à consulta.

Como as questões a seguir podem afetar as suposições que as pessoas fazem sobre se um adulto mais velho pode participar ativamente de seu próprio cuidado:

- Aparência física?
- Presença de familiares ou cuidadores na consulta?
- Evidência de perda sensorial?

Algumas estratégias para aprimorar a comunicação com pacientes mais velhos são listadas na Tabela 11.3 e dicas para comunicação com pacientes com perda de audição são apresentadas na Tabela 11.4.[14,15]

Tabela 11.3 Estratégias para aprimorar a comunicação com pacientes mais velhos.

- Dedique tempo extra para garantir que o paciente não se sinta apressado
- Proveja um ambiente quieto e sem distração (minimize ruídos de fundo)
- Sente face a face (o que pode aprimorar a leitura labial)
- Fale devagar, claramente e em volume apropriado (dependendo da perda de função auditiva)
- Aborde um tópico de cada vez
- Disponha do tempo necessário para garantir que as necessidades do paciente por informação foram satisfeitas
- Simplifique e escreva as recomendações
- Ofereça informações por escrito em uma impressão grande e de fácil leitura

Fonte: Adaptada de Robinson et al.[14]

Tabela 11.4 Estratégias para aprimorar a comunicação com pacientes com perda de função auditiva.

- Esteja atento se a pessoa está utilizando um aparelho auditivo; ela também pode achar útil fazer a leitura labial
- Olhe para a pessoa diretamente, na mesma altura e em boa luminosidade
- Assegure-se de que você tem a atenção da pessoa antes de começar a falar
- Não fale enquanto estiver voltado para outra direção (p. ex., olhando para o computador ou lavando as mãos)
- Fale clara e distintamente, mas não tão devagar
- Não grite ou exagere nos movimentos bucais
- Use frases simples
- Mantenha suas mãos longe da boca
- Evite interromper o paciente
- Esteja alerta para sugestões não verbais

Fonte: Adaptada de Action on Hearing Loss.[15]

Exemplo de caso 11.1 Problemas de memória.

Raimundo Salgado é um contador aposentado de 86 anos. Ele mora em uma casa com sua esposa, e eles têm dois filhos adultos. Ao longo dos últimos meses ele se tornou cada vez mais esquecido e em alguns momentos parecia confuso sobre onde estava. Em duas ocasiões, ele ficou desorientado e perturbado quando sua esposa o deixou por alguns minutos em um *shopping center* que costumavam frequentar. Ela também notou que algumas vezes ele parece estranhamente irritado, mas depois ele não tem memória disso. Ele foi ao seu clínico geral com a esposa, e eles explicaram a situação.

(Continua)

Exemplo de caso 11.1   Problemas de memória. *(Cont.)*

MÉDICO: *Então você esquece de trancar a porta dos fundos mais frequentemente do que se lembra? E deixou a torneira de gás ligada a noite toda algumas vezes?*
SR. SALGADO: *O problema é que não sei quando fiz algo ou não, realmente não me lembro.*
SRA. SALGADO: *Estou muito preocupada, eu quase preciso ficar seguindo ele, para verificar o que ele está fazendo.*
MÉDICO: *E você diz que ele ficou mal-humorado em algumas ocasiões?*
SRA. SALGADO: *Sim, ele praticamente grita comigo, quero dizer, acabo de entrar no quarto e é como se eu tivesse feito algo horrível.*
SR. SALGADO: *Não me lembro de nada disso, não sei o que está acontecendo.*
MÉDICO: *Com que o senhor está preocupado, senhor Raimundo?*

O médico envolve tanto o paciente quanto sua esposa na consulta, tendo checado que o paciente está satisfeito com isso. Isso é particularmente útil nessa situação, em que o familiar do paciente é capaz de prover uma história corroborativa. No entanto, o médico é cuidadoso para levar o foco de volta ao paciente em momentos-chave da consulta. Neste contexto, por exemplo, o médico está começando a abordar o tópico de um diagnóstico potencial.

SR. SALGADO: *Sei o que isso quer dizer.*
SRA. SALGADO: *Ele acha que está ficando senil, nós dois achamos.*
MÉDICO: *O que você quer dizer quando diz que "sabe o que isso significa"?.*
SR. SALGADO: *É Alzheimer, não é?*
MÉDICO: *Estou preocupado com o que vocês estão descrevendo.*
SR. SALGADO: *Então, o que fazemos?*
MÉDICO: *Há algumas outras coisas que precisamos fazer hoje, e eu gostaria de encaminhar você para uma clínica especializada.*
SR. SALGADO: *Estávamos temendo isso.*
MÉDICO: *Sei que o senhor está preocupado. Estamos aqui para apoiar vocês dois.*
SR. SALGADO: *E o que vai acontecer em seguida?*

Conversar sobre um diagnóstico temido é um ato cuidadoso de equilíbrio. Neste caso, o médico:

- Estava ciente de que o paciente e sua esposa estavam preocupados com um potencial diagnóstico de demência
- Estava ansioso para por um plano em ação, buscando investigar o problema mais a fundo
- Queria responder às preocupações de ambos com honestidade
- Estava pensando sobre a necessidade de apoiar o casal a viver com essa condição em longo prazo.

No devido tempo, este médico (ou um especialista) pode precisar compartilhar informação confirmando o diagnóstico de demência. Alguns princípios do compartilhamento de um diagnóstico de demência, com base nas experiências de pessoas vivendo com essa doença, são mostrados na Tabela 11.5.[18] Usando esses princípios, e a estrutura do compartilhamento de más notícias apresentada no Capítulo 7, considere como você conduziria uma consulta para dar as notícias para o sr. Salgado e sua esposa.

Diagnósticos que afetam a saúde psicológica da pessoa são particularmente difíceis para os pacientes e familiares devido ao efeito profundo da condição sobre a personalidade da pessoa, os relacionamentos e o senso de si mesmo como indivíduo. No caso da demência, pessoas afetadas pela condição se preocupam sobre serem capazes de tomar decisões no longo prazo, perder sua personalidade e sobre o impacto da condição sobre seus entes queridos. Estar ciente das experiências de pessoas vivendo com demência pode ajudar a planejar o cuidado destes pacientes.

Tabela 11.5 Princípios para um diagnóstico digno.

- Fale comigo, diretamente à pessoa com demência; conte-me antes, não aos meus familiares
- Diga-me a verdade; seja honesto sobre o que você não sabe
- Teste precocemente para que eu possa ter um diagnóstico acurado o quanto antes
- Leve a sério as minhas preocupações sobre a minha memória, independentemente da minha idade (doença de Alzheimer não é uma parte normal do envelhecimento)
- Dê o diagnóstico em uma linguagem clara, porém sensível
- Coordene o cuidado com os outros profissionais e cuidadores envolvidos
- Explique o propósito dos diferentes exames e o que espera descobrir com eles
- Dê-me a oportunidade de fazer perguntas
- Dê-me as ferramentas para viver com a doença; proveja informações sobre tratamentos, recursos e apoio
- Trabalhe comigo em um plano para usufruir uma vida de qualidade
- Reconheça que sou um indivíduo e que a forma como experimento a doença é única
- Alzheimer é uma jornada, não um destino. Por favor, continue sendo meu defensor não só em relação ao cuidado à minha saúde, mas para a minha qualidade de vida

Fonte: Adaptada da Alzheimer's Association.[18]

Pontos-chave

- Diversidade se refere a diferenças individuais entre as pessoas, que são o resultado de muitas influências distintas
- Comunicação efetiva é adaptável e responsiva às necessidades do paciente e da situação
- As habilidades-chave de escutar, ter empatia e tratar a pessoa com respeito e dignidade são fundamentais para todas as consultas.

Referências bibliográficas

1. Silverman J, Kurtz S, Draper J. Skills for communicating with patients. 3rd ed. Boca Raton, FL: CRC Press; 2013.
2. Iacono T, Bigby C, Unsworth C, et al. A systematic review of hospital experiences of people with intellectual disability. BMC Health Serv Res 2014;14:505.
3. Smith E. What a patient with a learning disability would like you to know. BMJ 2016;355:i5296.
4. General Medical Council. Learning disabilities: Into practice: consent and capacity; 2017a. Available at: http://www.gmc-uk.org/learningdisabilities/237.aspx#244.
5. General Medical Council. Learning disabilities: Into practice: five important things to remember; 2017b. Available at: http://www.gmc-uk.org/learningdisabilities/17.aspx.
6. General Medical Council. Learning disabilities: Communication with patients; 2017c. Available at: http://www.gmc-uk.org/learningdisabilities/25.aspx.
7. Mencap. Communicating with people with a learning disability; 2017. Available at: https://www.mencap.org.uk/learning-disability-explained/communicating-people-learning-disability.
8. Easy Health. Health leaflets; 2017. Available at: http://easyhealth.org.uk.
9. General Medical Council. Communication jargon buster; 2017d. Available at: http://www.gmc-uk.org/learningdisabilities/Jargon_Buster_A4_chart.pdf_47935778.pdf.
10. Redfern JS, Sinclair B. Improving health care encounters and communication with transgender patients. J Commun Healthc 2014;7(1):25-40.
11. Snelgrove JW, Jasudavisius AM, Rowe BW, et al. Completely out-at-sea" with "two-gender medicine": a qualitative analysis of physician-side barriers to providing healthcare for transgender patients. BMC Health Serv Res 2012;12:110.

12. Ellis S, Bailey L, McNeil J. Trans people's experiences of mental health and gender identity services: a UK study. J Gay Lesbian Ment Health 2015;19(1):1-17.
13. National LGBT Health Education Center. Affirmative care for transgender and gender non-confirming people: best practices for frontline healthcare staff; 2016. Available at: http://www.lgbthealtheducation.org/wp-content/uploads/13-017_TransBestPracticesforFrontlineStaff_v6_02-19-13_FINAL.pdf.
14. Robinson TE, White GL, Houchins JC. Improving communication with older patients: tips from the literature. Fam Pract Manag 2006;13(8):73-78.
15. Action on Hearing Loss. Communication tips; 2017. Available at: https://www.actiononhearingloss.org.uk/your-hearing/ways-of-communicating/communication-tips/tips-for-hearing-people.aspx.
16. Alzheimer's Association. Principles for a dignified diagnosis; 2016. Available at: http://www.alz.org/national/documents/brochure_dignified_diagnosis.pdf.

Comunicação sobre Erros Médicos   12

Margaret Lloyd, Robert Bor, Lorraine Noble

"Errar é humano."[1]

Todos nós cometemos erros. Alexander Pope expressou isso há 300 anos em sua dissertação sobre o criticismo, a qual reconhece a dificuldade em responder a erros e suas consequências. Alguns erros são triviais, sem consequências significativas ou que passam despercebidas. Alguns têm consequências sérias e podem arriscar a vida de pacientes. Eles podem resultar em queixas dos pacientes ou processos contra os médicos envolvidos.

Como devemos reagir aos nossos próprios erros e àqueles de outras pessoas? Como os médicos devem responder quando pacientes e familiares se queixam sobre o tratamento que receberam? A forma com que nos comunicamos nessas situações é importante e pode afetar o resultado do cuidado.

Erros cometidos na vida cotidiana

Admitir nossos erros é difícil. Ainda assim, reconhecer quando cometemos um erro e refletir por que ele aconteceu frequentemente oferece uma excelente oportunidade de aprendizado. Antes de considerar erros na prática médica, precisamos pensar sobre como lidamos com os erros que cometemos na vida cotidiana.

Primeiro de tudo, pense sobre um erro que você cometeu recentemente em sua vida cotidiana; por exemplo, algo que disse ou fez que magoou outra pessoa. Havia uma causa identificável? Como você se sentiu? O que você fez? O que você disse para a outra pessoa?

Dependendo da natureza do erro, você pode ter:

- Passado por ele como "uma daquelas coisas" e não ter feito nada mais a respeito
- Se sentido muito culpado
- Colocado a culpa correta ou incorretamente em alguém ou em alguma coisa
- Admitido seu erro e pedido desculpas à outra pessoa
- Tentado analisar por que cometeu o erro – foi algo que você fez erroneamente ou foi uma consequência de outro problema?
- Refletido e resolvido evitar cometer o mesmo erro novamente.

Agora pense sobre uma ocasião em que você foi afetado pelo erro de outra pessoa. O que você esperava dela? Revise a lista anterior novamente. Como você reagiu ao erro da outra pessoa?

Não há duvidas de que frequentemente é difícil admitir que cometemos erros e, em geral, é necessário coragem para reconhecer isso para nós mesmos e para a outra pessoa. Aqui está um exemplo em contexto médico para pensar.

Você está de plantão como estagiária, e sua supervisora é conhecida por exigir e esperar alto desempenho de alunos e colegas. A supervisora irá assinar sua ficha de avaliação mais tarde no dia de hoje. Ela pede que você apresente o paciente que foi admitido na noite passada com infarto do miocárdio. Você conversou com o paciente e o examinou, mas percebeu, durante a visita, que se esqueceu de medir a pressão arterial dele, o que é um aspecto-chave do exame. A supervisora pergunta: "Qual foi a pressão arterial do paciente na admissão?". O que você diria? Quais seriam os elementos que incluiria na sua resposta e por quê?

Erros na prática médica

Estudos demonstraram que um número significativo de pacientes sofre dano durante seu tratamento. Por exemplo, dados do Reino Unido e dos EUA indicaram que incidentes em que um paciente foi prejudicado pelo cuidado médico são comuns em muitos serviços de saúde.[2-4] Uma estimativa do Reino Unido demonstrou que, em hospitais, eventos em que dano é causado ao paciente durante o tratamento (eventos adversos) ocorrem em uma taxa de 1 em 10 admissões, ou cerca de 850.000 por ano.[2] Nos EUA, foi estimado que 210.000 a 400.000 mortes prematuras por ano ocorrem como resultado de danos que poderiam ter sido prevenidos.[4] Não se trata de danos que resultam do curso natural da enfermidade do paciente, ou efeitos colaterais conhecidos do tratamento.

Com que frequência médicos cometem erros? Em uma pesquisa, médicos jovens foram perguntados sobre a frequência com que cometiam erros.[5] Os autores relataram os erros classificados em três categorias:

- Erros mínimos, definidos como ações que não resultaram em dor ou desconforto ao paciente – mas ação corretiva deveria ter sido tomada
- Erros moderados, que resultaram em dor, desconforto, deficiência temporária ou permanente ao paciente, mas não colocaram a vida dele em perigo
- Erros importantes, que resultaram na morte do paciente ou colocaram sua vida em perigo.

Dos médicos que responderam, 77% disseram que eles haviam cometido um erro pequeno durante o último mês, 24% cometeram um erro moderado durante os últimos 2 meses e 16% relataram ter cometido um erro grande durante o último ano. Apesar de evidências demonstrarem que erros são comuns na assistência médica, ainda é um assunto difícil para profissionais da saúde discutirem com pacientes e colegas.

Causas de erros médicos

Erros na assistência médica raramente são culpa de uma única pessoa. Considere o caso a seguir e pense sobre os fatores que contribuíram para o erro.

Exemplo de caso 12.1 Um erro fatal.

Roberto Santos, de 17 anos, deu entrada no hospital para receber quimioterapia para leucemia. Dr. Jonas, um médico júnior, foi chamado para realizar uma punção lombar e injetar a quimioterapia (procedimento conhecido como administração intratecal). Ele estava se sentindo cansado e ansioso, mas ficou aliviado ao completar a punção lombar com sucesso. Ele alcançou o frasco no carrinho e injetou o conteúdo facilmente. Pouco tempo depois, Roberto teve uma convulsão, e ficou claro que algo tinha dado muito errado. Dr. Jonas olhou para o frasco cuidadosamente; ele dizia "apenas para injeção intravenosa". Roberto foi levado à unidade de tratamento intensivo, mas morreu mais tarde naquele dia.

Há uma gama de possíveis fatores contribuintes para este erro que teve consequências tão desastrosas. O erro-chave foi que o Dr. Jonas não checou o conteúdo do frasco ou a via de administração antes de injetar o conteúdo na medula do paciente. Por que isso pode ter acontecido?

Há uma série de possíveis razões, incluindo:

- Dr. Jonas não tinha experiência em conduzir este procedimento
- Ele fez uma suposição de que o frasco correto havia sido colocado no carrinho
- Ele espera que a medicação seja benéfica ao paciente, e não prejudicial
- Os frascos de medicação intravenosa ou intratecal eram muito similares.

Algumas dessas razões podem ter a ver com falhas de comunicação, por exemplo:

- Dr. Jonas não checou com o enfermeiro que a medicação era a correta para o procedimento
- O enfermeiro que colocou o frasco no carrinho assumiu que o Dr. Jonas iria checá-lo antes da administração
- Muitas das medicações de Roberto foram entregues pela farmácia do hospital ao mesmo tempo, e ninguém checou se as medicações de administração intravenosa e intratecal estavam separadas.

Quais implicações isso tem para o manejo e a prevenção de erros médicos? Geralmente é inapropriado culpar uma única pessoa. Erros são frequentemente multifatoriais e invariavelmente envolvem aspectos de como as tarefas de assistência à saúde são organizadas e realizadas. Assistência à saúde é complexa e envolve riscos à segurança do paciente. A ênfase é em gerenciar esses riscos. Primeiramente, analisando com cuidado os procedimentos, para identificar riscos potenciais e abordá-los; em segundo lugar, aprendendo por meio dos erros que ocorrem pela análise de eventos adversos e das "quase falhas". Por exemplo, mortes repetidas relacionadas com erros na administração de uma medicação chamada vincristina levaram à elaboração de guias de procedimentos para administração segura de quimioterapia intratecal em diversos países.

Agora considere que você é o médico que cometeu este erro e que precisa explicar aos pais de Roberto o que aconteceu.

- Como você se prepararia para esta consulta?
- O que você diria?
- O que os pais de Roberto vão querer saber?
- Como você espera que os pais de Roberto reajam?
- Quais são os próximos passos após esta consulta?

O que você deve fazer quando comete um erro?

Médicos no Reino Unido têm o dever de serem abertos e honestos com pacientes quando algo dá errado no cuidado, que cause ao paciente dano ou sofrimento.[6] Isso é conhecido como o dever profissional de franqueza ou verdade. Isso inclui:

- Contar ao paciente (ou, quando apropriado, sua família ou cuidador) quando algo deu errado
- Desculpar-se
- Oferecer remediação ou suporte apropriado para corrigir o problema
- Explicar completamente os efeitos de curto e longo prazos do que aconteceu.

Profissionais da saúde frequentemente experimentam um senso de fracasso e vergonha quando cometem erros. É compreensível que divulgar um erro seja uma tarefa difícil. Assim como a maioria das tarefas difíceis em Medicina, no entanto, muitos médicos já enfrentaram essa situação anteriormente, e lições foram aprendidas sobre as maneiras efetivas e menos efetivas de discutir isso com pacientes e suas famílias.

Alguns dos elementos-chave para apoiar um paciente ou sua família quando as coisas dão errado incluem:[7]

- Reconhecer prontamente o incidente
- Levar a sério as preocupações do paciente e de sua família
- Responder com compaixão e compreensão
- Dar uma explicação verdadeira, oportuna e clara
- Evitar jargões médicos na explicação
- Pedir perdão de forma sincera e significativa
- Designar um ponto único de contato para o paciente e sua família
- Tratar o paciente e sua família com respeito e consideração em todos os momentos.

Estudos do que pacientes (e suas famílias) querem quando ocorre um erro médico reafirmam o valor colocado na honestidade, uma explicação clara, e reconhecimento do efeito emocional de receber as notícias de que houve um erro[8] (Tabela 12.1). A clareza da linguagem é importante para os pacientes; por exemplo, ouvir que houve um "equívoco" ou um "erro" (em vez de "efeito adverso" ou "complicação").

Considere o que você faria no seguinte exemplo:

Exemplo de caso 12.2   Admissão de erro ao paciente.

Você precisa coletar uma amostra de sangue do Sr. Manuel, que tem artrite reumatoide grave. Você tem muita dificuldade em conseguir sangue de uma das veias do antebraço dele, e ele reclama de dor. Você coloca o sangue dentro do tubo e está prestes a levá-lo ao laboratório quando percebe que usou o tubo errado. O exame a ser realizado é importante, e você volta ao Sr. Manuel para coletar outra amostra. O que você diria a ele? Considere:

- Como você explicaria o seu erro?
- O que mais você poderia precisar discutir com o Sr. Manuel?
- Qual pode ser o ponto de vista do Sr. Manuel nesta situação?

Quando você comete um erro em um contexto médico, é importante considerar honestamente como ele aconteceu e o que você pode aprender, além de seguir os protocolos da sua organização com relação ao relato de incidentes adversos e quase falhas.

Algumas estratégias a considerar quando você comete um erro são apresentadas na Tabela 12.2.

Tabela 12.1 O que os pacientes desejam quando você comete um erro.

- Honestidade
- Um pedido de desculpas
- Uma explicação do que aconteceu e por quê
- Um plano para corrigir qualquer dano que tenha resultado deste erro
- Uma explicação de quais medidas estão sendo tomadas para garantir que o mesmo erro não aconteça novamente (com o paciente ou com qualquer outra pessoa)
- Empatia
- Garantia de que seu cuidado não será afetado

Tabela 12.2 O que fazer se você cometeu um erro.

Ações a serem adotadas

- Seja honesto – admita para você mesmo e conte a um superior
- Esteja preparado para discutir o evento com o paciente
- Ouça as preocupações do paciente ou de seus familiares e mostre que você está escutando
- Peça desculpas – isso não é necessariamente uma admissão de culpa
- Faça um registro no prontuário do paciente – um relato factual do que aconteceu
- Analise, com a ajuda de outras pessoas, o motivo pelo qual este erro ocorreu
- Procure ajuda se você se sentir sobrecarregado pelo que aconteceu

Ações a serem evitadas

- Não se torne defensivo
- Não critique outras pessoas
- Não especule quando você não tiver os fatos completos
- Não espere que o paciente ou seus familiares sigam em frente após uma única conversa
- Não evite o paciente e seus familiares ou os trate de forma diferente após o ocorrido
- Não tente resolver sozinho, deixando de envolver algum de seus colegas

Pedido de desculpas

Quando um erro é cometido, na Medicina ou em qualquer outro aspecto da vida, a única e mais importante resposta que as pessoas desejam é um pedido de desculpas. Ainda assim, tradicionalmente, médicos não se sentem confortáveis em pedir desculpas, com base no fato de que isso pode "admitir responsabilidade" pelo erro. Tal fato resultou em legislação, em muitos países, que protege o direito do médico de pedir desculpas a um paciente sem que isso seja considerado uma admissão da responsabilidade médico-legal (são conhecidas como leis das Desculpas). A importância de um pedido de desculpas em reconhecer o dano à relação médico-paciente, e ajudar a reparar essa relação, foi identificada:

"É tanto natural quanto desejável para os clínicos que administraram tratamento que produziu um resultado adverso, por qualquer razão, transmitir empatia ao paciente ou à família do paciente; expressar pesar e remorso em relação ao resultado; e desculpar-se por falhas no tratamento. O mais importante para os pacientes e seus familiares é que recebam um pedido de desculpas significativo."[9]

As palavras escolhidas para as desculpas são importantes. Pense em quanto um pedido de desculpas parece mais sincero se as palavras *"Eu sinto muito"* são incluídas, comparado a, por exemplo, *"Eu me arrependo"*. Um pedido de desculpas tem muitas funções; ele demonstra:

- Empatia e preocupação
- Que você é sensível ao impacto da situação sobre a pessoa
- Que você está tomando responsabilidade por lidar com a situação – mesmo que o erro não tenha sido seu.

Pacientes e suas famílias relatam que respostas mal manejadas quando um erro foi cometido podem ter um efeito mais destrutivo na confiança que eles depositam nos médicos do que o próprio erro. Em particular, a falta de um pedido de desculpas, a falha de qualquer pessoa ao lidar com a situação e respostas defensivas ou vagas aumentam a frustração, raiva e temores sobre o cuidado futuro.

A forma aceitável de desculpa pode variar nos diferentes países e culturas. No Reino Unido, por exemplo, o uso da frase "Eu sinto muito" ou "Eu lamento" é tão frequente na vida cotidiana que sua falta em uma situação difícil, como ao divulgar um erro médico, é uma omissão inaceitável. O uso das palavras específicas *"Eu sinto muito"* ou *"Eu lamento"* também demonstra cuidado e preocupação por outra pessoa de um modo que outras formas de pedidos de desculpas não são capazes de demonstrar.[10]

Exemplos de frases para utilizar quando estiver se desculpando:

- Sinto muito que isso tenha acontecido
- Cometi um erro
- Peço desculpas
- Estou investigando como isso aconteceu
- Dei medicação para você em excesso.

Exemplos de frases para evitar quando estiver se desculpando:[11]

- Sinto muito, mas...
- Fui negligente/Sou responsável
- Acho que foi o turno da noite que cometeu este erro
- Peço desculpas pelo que quer que tenha acontecido
- Se fiz algo errado, lamento.

Registro de erros

É essencial fazer um registro do que aconteceu no prontuário do paciente, que deve ser:

- Claro e acurado
- Livre de abreviações ambíguas

- Legível
- Datado, com seu nome em letras de forma e assinado.

Isso inclui detalhes sobre o erro e detalhes de qualquer explicação ou pedido de desculpas dado ao paciente (ou familiares). Esses tipos de registros não devem ser editados ou alterados retrospectivamente.

Consequências de erros médicos

Nos Exemplos de caso 12.1 e 12.2, as consequências dos erros cometidos foram muito diferentes. No primeiro, Roberto Santos morreu como resultado do erro. No segundo, o Sr. Manuel sofreu desconforto (ter de passar por uma segunda coleta de sangue), mas sem efeitos a longo prazo.

Isso ilustra a gama de consequências de erros médicos para os pacientes. As respostas dos pacientes ou de seus familiares também variam desde aceitar uma explicação e não levar a situação adiante até fazer uma queixa formal ou dirigir ações legais contra o médico e o hospital.

Queixas e denúncias

Você já apresentou alguma queixa? Pense sobre uma situação em que você se queixou; por exemplo, em uma loja ou restaurante ou para uma empresa ou organização.

- Sobre o que você estava se queixando?
- O que você esperava obter ao apresentar a queixa?
- Você se sentiu ouvido?
- Você ficou satisfeito com a resposta?
- Quais foram as características da resposta e o quão satisfeito você ficou?
- Você sentiu que o assunto foi resolvido?

O número de queixas feitas por pacientes está aumentando. Por exemplo, o serviço de saúde do Reino Unido recebe 4 mil queixas por escrito por semana.[12] Esse aumento é um reflexo das crescentes expectativas dos pacientes sobre os profissionais de saúde e a cultura de consumo dentro dos serviços de saúde. Queixas sobre as atitudes da equipe e falhas de comunicação de informação estão entre as principais causas de queixas.[12] Alguns exemplos de falha de comunicação que podem resultar em queixas são demonstrados na Tabela 12.3.

Tabela 12.3 Exemplos de problemas de comunicação que podem levar a queixas de pacientes.

- Informação inadequada sobre sua condição médica ou tratamento
- Sentir-se ignorado, não ouvido ou não levado a sério
- Procedimentos ou tratamentos conduzidos sem a permissão do paciente
- Percepção de ter sido tratado de maneira insensível
- Falta de cuidado em manter a privacidade e a dignidade do paciente
- Sentir-se discriminado (por idade, gênero ou etnia)
- Dificuldade em marcar horários
- Falta de informação sobre o planejamento de alta

> **Exemplo de caso 12.3** Visita à clínica pré-natal.
>
> Neide compareceu a uma consulta de acompanhamento pré-natal, marcada para as 9 horas. Ela chegou cedo, sendo a primeira a entrar na sala de espera. Ela fez o cadastro com a recepcionista. Ao longo da hora seguinte a sala de espera se encheu e um a um os pacientes foram chamados por membros da equipe. Neide está preocupada de que tenham esquecido dela e fala novamente com a recepcionista, que a pede para esperar. Às 10h20, Neide está preocupada de que não irá chegar no trabalho a tempo para sua reunião às 12 horas. Ela pergunta novamente à recepcionista, que diz novamente que ela espere: "*Você será atendida*". Um pouco depois, uma pessoa da equipe entra na sala de espera e, sem se apresentar, pergunta à Neide se ela comeu ou bebeu alguma coisa esta manhã, pois ela precisa fazer o teste para diabetes. Neide estava esperando alguns exames de sangue, mas não lhe disseram nada sobre isso. A funcionária fica claramente irritada quando a Neide diz que tomou café da manhã e que estava esperando estar de volta ao trabalho até o meio-dia. Após a coleta de sangue, é levada para outra sala. Outra funcionária, novamente sem se apresentar, verifica a data prevista de parto de Neide e pede que ela se deite na maca para um exame. Enquanto Neide ainda está deitada, com o abdome descoberto, a funcionária diz: "*Seu bebê está em apresentação pélvica. Você irá precisar de uma cesárea*". Neide fica devastada. Ela se sente assustada, e não apoiada.
>
> Pensando sobre o exemplo de Neide:
>
> - Você acha que ela se queixou do atendimento que recebeu?
> - Se sim, o que você acha que ela disse em sua queixa?
> - Se não, por que você acha que ela não reclamou? Você acha que ela deveria ter reclamado?

Um paciente pode estar inicialmente insatisfeito sobre um aspecto do atendimento recebido, que pode ser magnificado pela má comunicação. Enquanto as pessoas são geralmente condescendentes com dificuldades práticas inerentes de um serviço de saúde cheio e complexo, pacientes que sentem que estão sendo tratados com descaso têm maior probabilidade de transformar o problema vivido em uma queixa formal. Já outros pacientes ou familiares frequentemente se queixam porque estão frustrados ou com raiva da forma como foram tratados, e um motivo subjacente comum é para evitar que a mesma coisa aconteça com outra pessoa.

Resposta a queixas

A investigação de queixas deve ser vista como uma oportunidade para aprimorar a qualidade do serviço oferecido aos pacientes. Além disso, lidar precocemente e de maneira empática com a queixa do paciente leva a menor probabilidade de a pessoa se sentir lesada e de requerer ações legais para resolver o problema.

Guias para responder a pessoas que querem apresentar uma queixa sugerem os seguintes passos:[13]

- Verifique como a pessoa gostaria de ser chamada (senhor, senhora, senhorita ou pelo primeiro nome)
- Se a pessoa telefonou, ofereça-se para retornar a ligação ou agende uma conversa face a face

- Pergunte à pessoa como ela gostaria de ser informada a respeito de como a sua queixa está sendo processada
- Assegure-se de que a pessoa está ciente de que ela pode solicitar um advogado para apoiá-la, particularmente na primeira reunião
- Revise sistematicamente as razões da queixa
- Pergunte à pessoa o que ela gostaria que acontecesse como resultado da queixa
- Combine um plano de ação, incluindo quando e como a pessoa será contatada novamente.

É difícil ouvir que um paciente está insatisfeito com o cuidado que você ou um colega forneceram. Resolver usar isso como uma oportunidade para aprender algo que irá aprimorar a sua prática pode ajudar a reestruturar uma situação difícil e desagradável para todos os envolvidos em um evento positivo. Algumas estratégias para se considerar ao responder a uma pessoa que gostaria de apresentar uma queixa são listadas na Tabela 12.4.

Serviços de saúde usualmente têm procedimentos locais (e/ou nacionais) para lidar com queixas, tanto para responder à queixa quanto para ajudar a organização a aprender com o *feedback*. Estar a par desses procedimentos pode ajudar você a tranquilizar o paciente de que ele será ouvido e levado a sério, e que algo prático irá acontecer como resultado da queixa. Por exemplo, alguns departamentos têm reuniões regulares para revisar marcadores de qualidade de serviço, incluindo quaisquer *feedbacks* ou queixas recebidos, o que assegura que ações serão tomadas no departamento ou no hospital, conforme necessário.

Tabela 12.4 O que fazer se um paciente ou familiar deseja fazer uma queixa.

Atitudes a serem adotadas

- Seja empático
- Ouça cuidadosamente
- Reúna detalhes completos
- Mantenha bons registros
- Pergunte o que o paciente ou seus familiares esperam como resultado
- Resuma para o paciente ou familiares o que eles contaram até este ponto
- Peça desculpas
- Proveja detalhes de como o paciente ou familiar pode fazer uma reclamação por escrito, se eles assim desejarem
- Explique ao paciente ou familiar quais serão os próximos passos e para quando eles podem esperar uma resposta
- Assegure-se de que o paciente ou familiar tem os detalhes dos contatos relevantes
- Busque aconselhamento com um superior na equipe
- Siga o procedimento local de queixas

Atitudes a serem evitadas

- Não evite a queixa
- Não fique com raiva ou na defensiva
- Não tente dar explicações ou justificativas antes de o paciente ou familiar ter terminado de explicar a queixa
- Não especule sobre o que pode ter acontecido
- Não tente encobrir – sempre seja honesto sobre o que aconteceu
- Não altere as anotações
- Não critique colegas

Prevenção de queixas

Há evidências de que desenvolver e manter boas habilidades de comunicação reduz a probabilidade de um médico receber uma queixa. Por exemplo, um estudo no Canadá mostrou a relação entre os escores de habilidades de comunicação de médicos, definidos por um teste realizado logo após a sua graduação, e o número subsequente de queixas contra eles, com médicos caracterizados como tendo melhor comunicação subsequentemente recebendo menos queixas de pacientes.[14]

Litígio

Infelizmente, está se tornando cada vez mais comum que pacientes movam ações legais contra médicos. Isso é perturbador para o paciente e estressante para todos aqueles envolvidos no cuidado. Um estudo no Reino Unido mostrou que pacientes e familiares moviam ações legais após um incidente porque queriam:[15]

- Saber por que e como o dano aconteceu
- Prevenir um dano similar a outros pacientes
- Ver a equipe ser disciplinada e responsabilizada
- Ganhar compensação.

A decisão por uma ação legal é fortemente influenciada pela forma com que a equipe lida com o incidente. Pacientes e familiares entrevistados no estudo descrito anteriormente se queixaram de não ter recebido uma explicação adequada do que havia ocorrido, de não ter recebido um pedido de desculpas e de que frequentemente eram tratados como se fossem "neuróticos".

Mais uma vez, a forma como um médico se comunica com o paciente é importante. Um estudo nos EUA descobriu que 1% dos pacientes de hospital sofreu lesão significativa devido a negligência médica, mas menos de 2% destes levaram adiante um processo contra o médico envolvido.[16] Os autores compararam as habilidades de comunicação dos médicos que tinham processos contra eles com aquelas de médicos que não tinham. Eles descobriram que os médicos que não haviam sido processados utilizaram:

- Mais humor na consulta
- Mais frases de facilitação, como "Qual você acha que é o problema?" e "Continue..."
- Sinalização para que o paciente soubesse o que o médico iria fazer, por exemplo: "Eu gostaria de fazer algumas perguntas sobre o seu trabalho" ou "Eu gostaria de examinar as suas costas".

A implicação era que o estilo cotidiano de consulta dos médicos diferia, e que médicos que se comunicavam de maneira mais efetiva no dia a dia tinham menor probabilidade de serem processados.

Outros estudos mostraram uma relação entre aspectos de comunicação, como o tom de voz usado pelo cirurgião, e o histórico de processos anteriores.[17] A conclusão das evidências reunidas em estudos de pesquisa e da prática clínica foi que desenvolver boas habilidades de comunicação melhora o cuidado ao paciente e reduz a chance de litígio.

> **Pontos-chave**
>
> - Médicos cometem erros na prática clínica e pacientes têm o direito de saber sobre quaisquer erros em seu cuidado
> - Erros podem ser magnificados pela má comunicação
> - Quando um erro ocorre, as pessoas esperam um pedido de desculpas, uma explicação clara do que aconteceu e que medidas sejam tomadas para evitar que o mesmo erro ocorra novamente
> - Quando erros acontecem, a comunicação sensível e efetiva com pacientes, seus familiares e com colegas ajuda todos os envolvidos a lidar com a situação
> - A forma como médicos se comunicam com pacientes e seus familiares influencia a decisão destes sobre fazer uma queixa ou processar o médico.

Referências bibliográficas

1. Pope A. An essay on criticism. London: W Lewis, Russell Street, Covent Garden; 1711.
2. Department of Health. An organisation with a memory: report of an expert group on learning from adverse events in the NHS; 2000. London: The Stationery Office.
3. Makary MA, Daniel M. Medical error – the third leading cause of death in the US. BMJ 2016;353:i2139.
4. James JT. A new, evidence-based estimate of patient harms associated with hospital care. J Patient Saf 2013;9(3):122-128.
5. Baldwin PJ, Dodd M, Wrate RM. Junior doctors making mistakes. Lancet 1998;351(9105):804.
6. General Medical Council & Nursing and Midwifery Council. Openness and honesty when things go wrong: the professional duty of candour. Manchester: General Medical Council; 2015.
7. National Patient Safety Agency. Being open: saying sorry when things go wrong. London: National Reporting and Learning Service, National Patient Safety Agency; 2009.
8. Gallagher T, Waterman AD, Ebers AG, et al. Patients' and physicians' attitudes regarding the disclosure of medical errors. JAMA 2003;289(8):1001-1007.
9. Walker S. Apologies and explanations: letter to Chief Executives and Finance Directors of all NHS bodies. 1st May 2009. London: NHS Litigation Authority; 2009.
10. Fox K. Watching the English: the hidden rules of English behaviour. London: Hodder & Stoughton; 2004.
11. Australian Commission on Safety and Quality in Health Care. Saying sorry: a guide to apologising and expressing regret in open disclosure. Sydney: Australian Commission on Safety and Quality in Health Care; 2013.
12. Health and Social Care Information Centre. Data on written complaints in the NHS 2014-15. Leeds: Health and Social Care Information Centre, Workforce and Facilities Team; 2015.
13. Department of Health. Listening, responding, improving: a guide to better customer care. Leeds: Department of Health; 2009.
14. Tamblyn R, Abrahamowicz M, Dauphinee D, et al. Physician scores on a national skills examination as predictors of complaints to medical regulatory authorities. JAMA 2007;298:993-1001.
15. Vincent C, Young A, Phillips A. Why do patients sue doctors? A study of patients and relatives taking legal action. Lancet 1994;343:1609-1613.
16. Levinson W, Roter DL, Mullooly DP, et al. Physician–patient communication: the relationship with malpractice claims among primary care physicians and surgeons. JAMA 1997;277(7):533-559.
17. Ambady N, LaPlante D, Nguyen T, et al. Surgeons' tone of voice: a clue to malpractice history. Surgery 2002;132(1):5-9.

Índice Alfabético

A

Abordagem
– aberta, facilitadora, 9
– de temas delicados, 49
– diretiva, 9
– tradicional biomédica, 9
Admissão de erro ao paciente, 156
Adolescentes, 114
Alergias, 37
Ambiente
– da consulta, 12
– físico, 90, 114
Análise da perspectiva da pessoa, 36
Anotações escritas, 44
Aparência
– do paciente, 42
– do médico, 115
Apoio, 83
– à tomada de decisão em uma consulta, 77
– de outros canais sociais, 138
Apresentação(ões), 116, 136
– do histórico do paciente, 45
Arranjos de cadeiras em uma consulta, 13
Árvore genealógica de um paciente, 104
Assuntos delicados, 49
Autonomia do paciente na tomada de decisão, 72
Avaliação do estado mental do paciente, 42

B

Background, 126
Barreiras comuns para escutar efetivamente, 19
Bebês, 113
Bebidas alcoólicas, 39
Bem-estar psicológico, 42
"Boa" comunicação, 2

C

Captação de pistas ou sugestões verbais, 20
Características do ambiente, 14
Cenário, 11, 135
Circunstâncias
– individuais, 68
– sociais, 40
Coleta
– da história clínica, 29
– de informações, 116, 136
– – para prover um histórico sexual abrangente, 57
– – sobre a história sexual, 54, 57
– – sobre relacionamentos, 56
Compartilhamento
– de informações, 60, 61, 79
– – durante a consulta, 63, 64
– de más notícias, 91
– do processo de decisão, 71
Comportamento, 42
Compreensão
– da pessoa sobre sua condição, 64
– empática, 52
Comunicação
– aspectos importantes para os pacientes, 5
– centrada no paciente, 10
– clínica, 2
– – desenvolvimento de habilidades de, 5
– – evidência da efetividade do treinamento em, 6
– – habilidades essenciais na, 9
– com a família do paciente, 102, 109
– com crianças e jovens, 111
– com paciente(s)
– – criança, 119
– – de diferentes culturas, 126
– – deveres de um médico e, 1
– – jovens de diferentes idades, 112
– – mais velhos, 148
– – transgênero, 145
– com pessoas que têm dificuldade de aprendizado, 144
– de más notícias
– – a crianças, 124
– – a pacientes jovens, 123
– diferentes estilos de, 10
– diversidade e, 142, 143
– durante o exame físico, 23
– efetiva, 1
– em cenários de prática, 11
– entre diferentes grupos culturais na consulta médica, 127
– estratégias que envolvem questões interculturais, 135
– importância, 5
– métodos de, 3
– propósitos da, 4
– sobre erros médicos, 153
Conceituação abstrata, 7
Confidencialidade, 47, 55
– família e, 107
– intérpretes e, 133
Conscientização do significado da situação para o paciente, 51
Consentimento, 73
Consideração positiva incondicional, 52, 53
Consulta(s)
– a colegas, 138
– ambiente da, 12
– anotações escritas e, 44
– centrada no paciente, 11
– compartilhamento de informações durante a, 63, 64
– de tomada de decisão, 77, 78
– finalização da, 16
– habilidades centrais em uma, 16
– início da, 14
– médico-paciente, 28
– parte principal da, 15, 16
– término da, 43
Conteúdo do pensamento, 42
Conversa(s)
– colaborativa para tomada de decisão compartilhada, 78
– sobre sexo, 52
Crianças, 111
– em idade escolar, 113
– pequenas, 113
Cuidado, cultura e, 130
Cultura, 130
– na relação médico-paciente, 128

D

Decisões sensíveis à preferência, 74
Deficiências, 144
Denúncias de erros médicos, 159
Descrição do problema ou queixa principal, 32
Desenvolvimento histórico da tomada de decisão no cuidado à saúde, 73

Diagnóstico, explicação do, 64
Diálogos para discussão de riscos, 68
Diferenças culturais, 126
– entre médico e paciente, 128
Dificuldade(s)
– de aprendizado, 144
– de compartilhar más notícias, 87, 88
Discussão
– da decisão, 81
– de opções, 79
– de temas delicados, 50
Diversidade e comunicação, 142, 143
Doença(s)
– crônica, 122
– cultura e, 130
– questões interculturais, 137

E

Efetividade do treinamento em comunicação clínica, 6
Empatia, 22
Envolvimento
– de familiares, 138
– do acompanhante do paciente, 136
– do paciente jovem em decisões, 119
Erros
– cometidos na vida cotidiana, 153
– médicos, 154
– – consequências de, 159
– na prática médica, 154
Esclarecimento, 21
Escuta ativa, 20
Estabelecimento
– da preferência informada do paciente, 81
– de conexão, 29
Estilos
– de comunicação médico-paciente, 9
– de questionamento, 19
Estratégias para discussão de risco, 69
Exame de um paciente jovem, 117
Expectativas, 36
Experiência concreta, 7
Experimentação ativa, 7

F

Facilitação, 21
Fala, 42
Família
– e diagnóstico, no tratamento e no cuidado, 103
– influência no cuidado e no tratamento, 105
Feedback, 6, 99
Finalização da consulta, 16, 24
Fornecimento de informação em pequenas partes, 93

Frequência, 68
Função cognitiva, 43

G

Gravidade do problema, 34, 68
Guia Calgary-Cambridge de estrutura
– básica da entrevista médica, 28
– expandida da entrevista médica, 29

H

Habilidades
– centrais em uma consulta, 16
– em realizar tarefas cotidianas, 40
– essenciais na comunicação clínica, 9
Herança cultural, 126
História
– do problema ou queixa principal, 33
– sexual, 54
Histórico
– do paciente, 28
– – apresentação do, 45
– – coleta de informações para o, 30
– – estrutura do, 31
– – registro do, 43
– – variações no, 44
– familiar, 38
– medicamentoso, 37
– prévio de saúde clínico, cirúrgico e psiquiátrico do paciente, 36
– social, 38
Humor, 42

I

Ideias, 36
Identificação
– da decisão, 77
– de membros da família, 103
Idioma, 131
Incerteza, 67
Informação
– compartilhada, 60, 61
– inicial, 31
– por escrito, 69
Início, 16
– da consulta, 14, 29
– insatisfatório, 15
Intérprete(s), 132
– quando não há disponibilidade, 134
Isolamento, 122

J

Jargões médicos, 62
Jovens, 111

L

Linguagem, 56
– não verbal, 20
Litígio, 162
Localização do problema, 34

M

Más notícias, 86
– a crianças, 124
– a pacientes jovens, 123
– implicações, 95
– solicitação de perguntas e apresentação de respostas, 96
– tempo para o paciente digerir, 95
Membros da família, 103
Métodos de comunicação, 3
Modelo
– "biomédico" de cuidado, 102
– de conversa colaborativa para tomada de decisão compartilhada, 78
– dos 4 hábitos, 16

N

Nomeação, 136

O

Objetivos, 36
Observação reflexiva, 7
Oferta
– de encorajamento adequado, 96
– de material impresso, 135
Opções de tratamento ou manutenção, 65
Ouvir, 19

P

Paciente(s)
– choro do, 100
– com raiva ou violento, 100
– confidencialidade e, 47
– criança, 119
– de diferentes culturas, 126
– emotivo e começa a chorar, 47
– jovem(ns), 117
– – de diferentes idades, 112
– mais velhos, 148
– questiona sobre sua condição, 46
– se recusa a conversar, 45
– transgênero, 145
Palavras e frases claras, 94
Panfleto, 80
Parafrasear, 21

Parte principal da consulta, 15, 16
Pedido de desculpas, 157
Perguntas
– abertas, 17
– fechadas, 17
Pistas, 20
Plano
– de cuidado para o paciente, 27
– imediato, 66
Pontos-chave, 94
Preferências da pessoa, 129
Preocupações, 36
– comuns dos alunos ao abordar pacientes, 45
Preparação pessoal, 89
Preparo
– de um plano imediato, 98
– para dar más notícias, 88
– para uma consulta de tomada de decisão, 77
Problema(s)
– de memória, 149
– descrição do, 32
– história do, 33, 34
– legais, 40
Processo de decisão, 71
Prontidão do paciente para tomar decisões, 97
Propósitos
– da comunicação, 4
– do encontro, 63

Q

Qualidade de vida do paciente, 35
Queixa(s)
– de erros médicos, 159
– prevenção de, 162
– principal, 55
– – descrição do problema ou, 32
– – história do problema ou, 33, 34
Questionamentos pertinentes, 18
Questões interculturais, 138

R

Reações adversas, 37
Realização de perguntas, 15
Registro
– de erros, 158
– do histórico do paciente, 43
Relação médico-paciente, 9
– cultura na, 128
Repetir, 21
Resistência ao tratamento, 120
Responsividade às indicações para encerrar a consulta, 98
Resposta(s)
– a perguntas abertas e fechadas, 18
– a preocupações e medos, 108
– a queixas, 160
– aos sentimentos de um paciente jovem, 118
Reunião de informações, 27
Revisão dos sistemas orgânicos, 40, 41
Risco, 67

S

Sala de consulta, 115
Saúde mental, 42
Segredos, 107
Separação, 122
Setting, 11
Sexo, 52, 54
Sexualidade, 53
Silêncio, 21
Sinalização, 23
Sintomas
– aspectos temporais, 35
– associados, 34
– contexto, 35
– fatores modificadores, 35
– que variam em qualidade, 34
Sistema
– cardiovascular/respiratório, 41
– endócrino, 41
– gastrintestinal, 41
– musculoesquelético/pele, 41
– nervoso, 41
– urogenital, 41
Situação, 11
Sugestões, 20
Suposições e equívocos sobre sexualidade, 53

T

Tabagismo, 39
Temas delicados, 49
Término da consulta, 43
Tomada de decisão compartilhada, 73, 74, 76
Tópicos difíceis de discutir, 49
Toque, 22
Trabalho
– com casais, 106
– com intérpretes, 131
– – leigos, 133
– com serviço de tradução por áudio, 134
Transferência para os colegas, 99
Transgênero (ou trans), 146
Transmissão de más notícias, 86
Tratamento
– cultura e, 130
– questões interculturais, 137

U

Uso de serviços de saúde e sociais, 40

V

Variações no histórico do paciente, 44
Verificação de compreensão, 93